U0256763

失眠疗愈

中国睡眠研究会科普部
权威推荐

孙伟 著

青岛出版集团 | 青岛出版社

图书在版编目（CIP）数据

失眠疗愈 / 孙伟著 . -- 青岛 : 青岛出版社 , 2025.
ISBN 978-7-5736-2608-0

Ⅰ . R749.7

中国国家版本馆 CIP 数据核字第 2024Q01A42 号

书　　名　SHIMIAN LIAOYU **失眠疗愈**
著　　者　孙　伟
出版发行　青岛出版社
社　　址　青岛市崂山区海尔路 182 号（266061）
本社网址　http://www.qdpub.com
邮购电话　0532-68068091
统　　筹　汪家明　唐运锋
责任编辑　梁　娜　李康康
特约编辑　吴艳萍
策　　划　活字文化
内文插图　王子豹
装帧设计　陈小娟
印　　刷　青岛名扬数码印刷有限责任公司
出版日期　2025 年 1 月第 1 版　2025 年 1 月第 1 次印刷
开　　本　32 开（880mm×1230mm）
印　　张　5.75
字　　数　120 千
图　　数　84 幅
书　　号　ISBN 978-7-5736-2608-0
定　　价　48.00 元

编校印装质量、盗版监督服务电话　4006532017　0532-68068050

安住当下　静心乐眠

序一

我不但是经孙伟医生诊治后痊愈的失眠患者，还有幸以最早的读者身份，拜读了他的《失眠疗愈》书稿。虽然只是初览其中一部分，已让我不禁感叹其丰赡而精深。从这部书中，可见孙伟博士的“博”，对中西医学他博识融通，为失眠疗愈拓展了空间和路径。览读时我尤其感觉孙医生对于中国古代哲贤睿知奥义的博会深研，从老子、庄子的人生哲学，到蔡元定的“先睡心，后睡眼”，到王阳明的“此心光明”……这些对失眠者来说，有着祛除心理困扰的启示作用。孙医生还借鉴道家养生功法以及中医经络理论，研发了一套“乐眠操”，对于改善睡眠非常有帮助。

我曾经有十来个月，备受夜夜失眠的困扰煎熬，服用过数种安眠药，却是疗效甚微，真是苦不堪言。后来找到了孙伟医生，经过他的“三部曲”（行动改善睡眠，药物辅助睡眠，从“心”根治失眠）治疗，在很短时间里，我的睡眠就改善了，人又神清气爽了。真要感谢孙医生！现在读到他这部《失眠疗愈》，感触良深，获益匪浅。我觉得，对广大失眠患者来说，这是一本必读之书！

张秋林

三环出版社总编辑

序二

你睡得好吗？说实话，我一度睡得很不好。

由于长期熬夜工作和业绩压力，我于2016年底患上了严重失眠症，三个多月不能正常入睡，这曾让我精神几乎崩溃……幸好2017年4月我遇到了孙伟博士，在他的帮助下我知道了导致失眠的原因。在治疗中他不但指导我科学用药，还教我正念呼吸、身体扫描、乐眠操等练习方法，这些努力在我身上取得了良好效果。最终我的失眠症状消失了，又快乐地回到了工作和生活之中。我很欣喜看到孙伟博士这本书的出版，书中的很多道理是他以前给我讲过的，很多练习的方法是我实践过的，在此我向所有有睡眠困难的人士推荐此书，特别是向每天面临沉重工作压力的金融界人士推荐！

黄燕铭

国泰君安证券研究所所长

序三

全球失眠群体之庞大，失眠带来的痛苦之深刻，无须赘述。目前医学界对失眠主要采取药物治疗和心理行为治疗两种方式。孙伟博士既是从业多年的睡眠医学科医生，又是心理学专家；既精通药物治疗，又善于心理行为治疗。同时，他还积极而耐心地从事面向大众的健康科普工作，是中国睡眠研究会的优秀科普专家。

在《失眠疗愈》一书中，孙博士深入浅出地梳理和介绍了失眠的行为治疗、药物治疗及心理治疗方法。已经有成千上万的失眠患者，通过这些方法获得痊愈，告别了使用多年的安眠药物。我强烈推荐广大失眠者阅读此书，尽早按照书中介绍的方法行动，重获健康睡眠。

彭志平

全国睡眠科普首席专家

中国睡眠研究会信息科普部主任

北京公安医院二部睡眠中心副主任

序四

睡眠是人的基本生理需求，人生大约有三分之一时间是在睡眠中度过的，长期睡眠不足或失眠会导致多种躯体和精神的损害，如免疫力下降、血压升高、心情烦躁、疲乏无力、注意力不集中、记忆力下降、焦虑抑郁等，影响生活质量和工作效率。有数据显示，我国成年人的失眠发生率高达38.2%，超过3亿人有睡眠问题，因此现今对失眠治疗的需求很大。

孙伟博士不但对失眠治疗有着丰富的临床经验，还有通过著书让更多人受益的强烈愿望和使命感，他的《失眠疗愈》一书，一方面破解了人们对睡眠的诸多认知误区，另一方面系统全面地介绍了对普通人来说易读实用的失眠治疗策略，即失眠疗愈“三部曲”。依照这套科学的治疗体系，失眠患者将大有机会脱离失眠的苦海。因此，推荐大家都来关注这本实用的失眠自助疗愈手册！

孙洪强
主任医师、教授、博士生导师
北京大学第六医院副院长

自序

失眠，必须疗愈

你失眠过吗？躺在床上辗转难眠？眠浅易醒？多梦？早醒？

长期失眠，消耗生命，苦不堪言。这种痛苦也许只有失眠者本人才能体会到。

失眠是最常见的睡眠障碍。作为睡眠医学科医生，我在2004年至今的临床实践中诊治了超过10万例失眠患者。其中年龄最小的是一位13岁的初一女生——因为期中考试成绩不佳被家长批评，出现了持续失眠的症状。而失眠历史最长的患者，是一位82岁的老先生，受失眠症困扰长达55年。

连我自己也有过两次难忘的失眠经历：一次是参加高考的前一晚，另一次是参加研究生入学考试的前一晚，都是在床上翻来覆去睡不着。一想到第二天的考试，难免内心紧张、烦躁。高考前一晚刚好下着雨，雨滴落到宿舍窗台又溅到玻璃上这种微小的声音，我都能听到。幸好失眠最后没有影响我的高考和考研成绩。但仅仅两天的失眠之苦，就已让我刻骨铭心，可以想象，那种长期、连续的失眠，该多让人痛苦。我曾经诊治过一位来自内蒙古自治区的失眠患者，连续7天没有一分钟睡眠的她，感觉自己快要被折磨死了，甚至写好了给家人的遗书。最后，她被家人用担架抬到了医院。

怎样才算是失眠？失眠是指尽管有适当的睡眠机会和睡眠环境，

依然对于睡眠时间或睡眠质量感到不满意，比如：①入睡困难，即卧床 30 分钟内无法入睡；②睡眠维持困难，即入睡后频繁醒来，且醒后再入睡困难；③早醒，即比期望的醒来时间早 30 分钟以上；④对睡眠质量不满，感觉睡醒不解乏。

偶尔失眠对人的健康没有太大影响，而长期失眠则可能诱发多种躯体疾病，如高血压病、冠心病、糖尿病、癌症等。而且长期失眠会造成精神损害，导致注意力不集中、记忆力下降，令人心情烦躁、情绪低迷，总觉得白白耗费生命，甚至可能引发抑郁症。如此在生理和心理的双重影响下，失眠者的生活质量和工作效率都大大降低，而这种降低又会加重失眠症状，形成恶性循环。

令人担忧的不只是失眠，还有采取无效甚至加重失眠的治疗方法，比如喝牛奶、泡脚、淋浴、睡前进食、剧烈运动、饮酒助眠、提前上床、白天补觉等，有人甚至去寻找所谓的“祖传秘方”。我曾经接诊过一位失眠患者，竟然请某位“大师”在纸上写了“睡眠”二字，然后把纸烧成灰冲水喝，结果依旧睡不着。

不少失眠者没有选择正确的治疗方法，走了很多弯路，耽误了治疗时机，从而使失眠迁延不愈。

作为一名专职睡眠医学科医生，多年的临床实践让我越来越深入地了解到失眠对人类的危害，同时积累了非常多的失眠疗愈经验，最终摸索、总结出一套疗愈失眠的可行方案，即“行动改善睡眠、药物辅助睡眠、从‘心’根治失眠”的“三部曲”。成千上万的失眠患者依据这套科学的治疗方案获得痊愈，告别了服用多年的安眠药。他们痊愈后都有一个心声：“要是能早点知道这些科学的方法就好了！”正是他们的心声，让我萌发了写作本书的念头。

在本书里，我将系统介绍失眠疗愈的方法。全书共分 5 个部分：第一部分是“常识”，帮助读者了解睡眠的一般知识，消除错误认识；第二部分是“行动”，介绍改善睡眠的行为治疗方法；第三部分是“药物”，介绍如何科学规范地服用和停用助眠药物；第四部分是“理心”，从心理角度介绍如何根治失眠；第五部分是“分享”，介绍我治疗的 8 个案例。

选择往往比努力更重要。失眠者通过学习并实践本书介绍的方法，就选择了正确的失眠疗愈之路。在这里真诚祝愿所有的失眠者重新获得正常的、健康的睡眠。

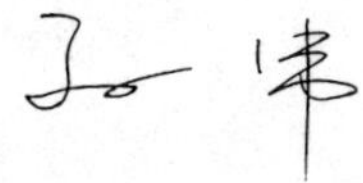

背景知识

谁在睡不着？

这个星球上试图找回睡眠的人的数量之大，可能远超你的想象。但也正因为如此，我们并不孤独，也不必恐慌。了解失眠症状的共性与个性，是失眠疗愈的第一步。

- **33% 的美国人**

美国斯坦福大学睡眠障碍中心的莫里斯 · 奥哈永教授在 2002 年

关于失眠的流行病学临床综述中指出，33% 的美国居民有失眠症状。

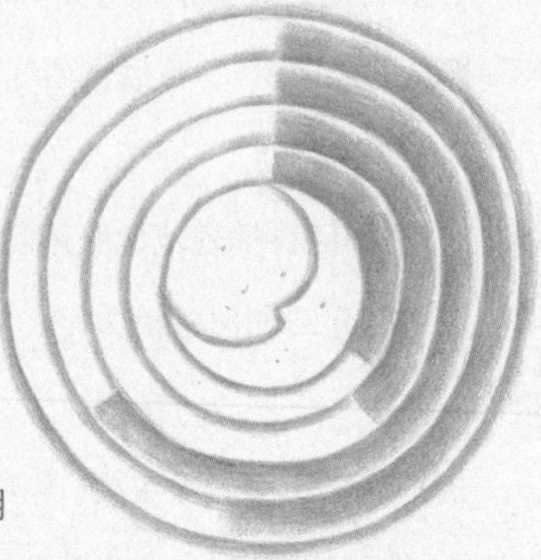

● **中国成年人的失眠发生率**

2002 年一项针对全球 10 个国家的失眠流行病学问卷调查显示，45.4% 的中国人在过去 1 个月中经历过不同程度的失眠，其中 25% 达到失眠障碍的诊断标准。中国睡眠研究会 2016 年公布的睡眠调查结果显示，中国成年人的失眠发生率高达 38.2%，超过 3 亿人有睡眠障碍。这个数据还在逐年攀升。

● **相当数量的老人和女性**

美国匹兹堡大学安妮 · 纽曼教授等人于 1997 年公布的研究结果显示，美国 65 岁以上的老年人中，失眠发生率高达 65%。女性比男性更容易失眠，研究显示，女性失眠发病率为同龄男性的 1.5 ～ 2 倍。

● **睡不好的年轻人**

中国睡眠研究会等单位联合发布的《2017 中国青年睡眠指数白皮书》显示，被调查者中超过一半的青年人认为想睡个好觉特别难，只有两成多的青年人认为自己通常可以拥有好的睡眠。

目录

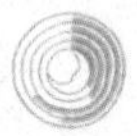

No.01 常识→ 关于睡不着的一切

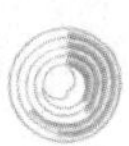

No.02 行动→ 上、下、不、动、静

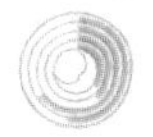

No.03 药物→ 如何选择，如何戒除？

5 大类 17 种
主流药物全解析

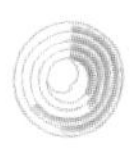

No.04 理心→ 透视你的心、身、灵

不纠结过去
不恐惧明天

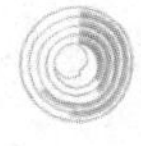

No.05 分享→8 个失眠故事

安住当下是

最好的滋养

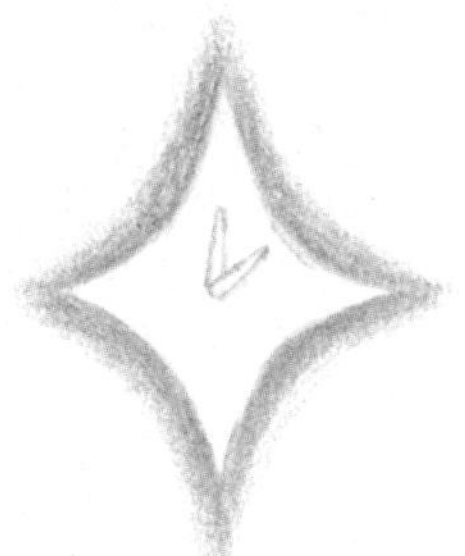

No.01

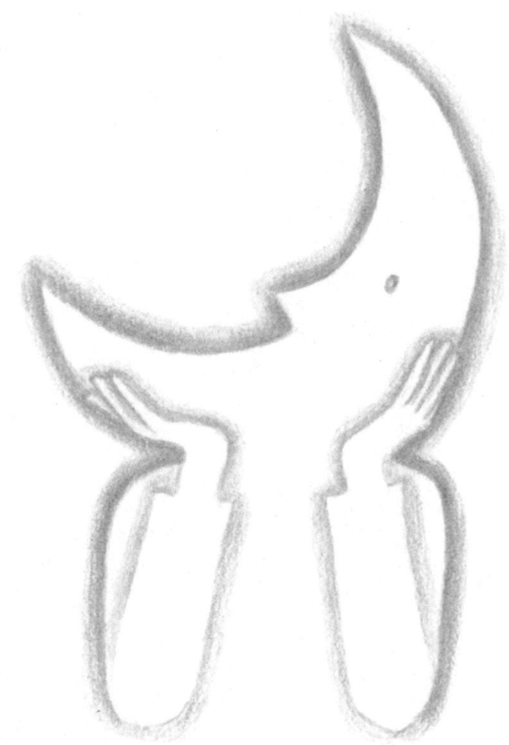

常识→

关于睡不着的一切

不无知、不控制、不害怕

- 人为什么会失眠？
- 失眠为什么会持续发作？
- 失眠与抑郁有着怎样的关系？
- 睡眠，似乎人人生来就会，
  但又有多少人真正了解其奥秘和规律？
- 失眠者只有先掌握最基本的常识，
  明白“控制可以控制的，
  接纳无法控制的”这个道理，
  才有疗愈失眠的可能。

一、你睡得好吗？

你的睡眠质量怎样？有没有失眠问题？失眠状况有多严重？

不妨先做个小测试了解下自己。

下一页的失眠严重程度指数量表由加拿大的查尔斯·莫兰教授等人编制，是目前临床上使用最为广泛的失眠评估量表之一。这个量表共有 7 个问题，每个问题的评分从 0 ～ 4 共分 5 个等级，答完所有问题大致需要两三分钟。

失眠严重程度指数量表 (ISI)[1]

1. 描述你当前（或最近 2 周）入睡困难的严重程度

无（0）　轻度（1）　中度（2）　重度（3）　极重度（4）

2. 描述你当前（或最近 2 周）维持睡眠所产生困难的严重程度

无（0）　轻度（1）　中度（2）　重度（3）　极重度（4）

3. 描述你当前（或最近 2 周）早醒的严重程度

无（0）　轻度（1）　中度（2）　重度（3）　极重度（4）

4. 对你当前睡眠模式的满意度

很满意（0）　满意（1）　一般（2）　不满意（3）　很不满意（4）

5. 你认为你的睡眠问题在多大程度上干扰了日间功能
（如导致日间疲劳，影响处理工作和日常事务的能力、注意力、记忆力、情绪等）

没有干扰（0）　轻微（1）　有些（2）　较多（3）　很多干扰（4）

6. 与其他人相比，你的失眠问题对生活质量有多大程度的影响或损害

没有（0）　一点（1）　有些（2）　较多（3）　很多（4）

7. 你对自己当前的睡眠问题有多大程度的焦虑和痛苦

没有（0）　一点（1）　有些（2）　较多（3）　很多（4）

计分方法　量表总分等于每个问题得分的总和

量表结论　0～7 分 → 无显著失眠　8～14 分 → 轻度失眠

15～21 分 → 中度失眠　22～28 分 → 重度失眠

1　失眠严重程度指数量表，英文全称为 Insomnia Severity Index，简称 ISI。

如果测试评分大于 7 分，就提示你存在一定程度的失眠。阅读并践行本书介绍的失眠疗愈方法，给自己一个改变的机会吧！

二、人为什么会失眠？

那么，人究竟为什么会失眠？

失眠其实只是一个症状，可以见于很多种躯体疾病和精神心理障碍等。就像发热一样，很多种疾病都可以引起发热，比如流感、肺炎、甲状腺功能亢进等。导致失眠的最常见病因是失眠障碍，也被称为“非器质性失眠症”或“原发性失眠”等。本书介绍的失眠疗愈的方法，主要是针对失眠障碍。而对于其他原因导致的失眠，比如下肢不宁综合征、抑郁症等，需要在医生的指导下进行其他针对性治疗。

下肢不宁综合征是一种常见的神经系统疾病，主要表现为夜间卧床后肢体出现不舒服的感觉，腿或胳膊感到酸胀、麻木、疼痛或者有虫爬感等，活动以后可以部分或者完全缓解这些不舒服的感觉。如果你有这些表现，需要到睡眠医学科或者神经内科诊治。

抑郁症是一种常见的精神心理障碍，主要表现为心情低落、疲乏无力、没有兴趣等，有的人会有轻生的念头或行为。如果有抑郁症的这些表现，建议到精神心理科诊治。

排除了下肢不宁综合征和抑郁症以后，你失眠的病因就极有可能是失眠障碍了。那失眠障碍的原因有哪些呢？目前学术界比较有影响力的解释失眠障碍原因的模型，是美国纽约城市大学心理学系的亚瑟·斯皮尔曼教授等人所提出的“3P模型”。

3P模型指出，失眠的病因主要有三个方面的因素，即：素质因素[1]、诱发因素[2]和维持因素[3]。这三个因素的英语单词都以“P”开头，所以简称为“3P模型”。

素质因素

指失眠的发病基础，如失眠家族史、身体高觉醒状态、焦虑性性格等。如果你的家族中有失眠患者，尤其是父母有失眠病史，那么你出现失眠的风险会明显升高，这可能与遗传基因有关。身体高觉醒状态是指身体、心理敏感度高，对很小的刺激有非常强烈的反应，无法耐受微小的声音或者微弱的光线刺激。焦虑性性格常表现为遇事容易紧张，做事追求完美、要强、反复思虑、犹豫不决、过分在意他人评价等。

诱发因素

指触发失眠的生活事件。最常见的诱发因素有：人际关系冲突，例如与家人、同事、朋友吵架；压力过大，例如调动工作、无法完成工作指标、参加考试、经历战乱等；患躯体疾病或遭遇外伤，如

1 素质因素，英文全称为 Predisposing Factors。
2 诱发因素，英文全称为 Precipitating Factors。
3 维持因素，英文全称为 Perpetuating Factors。

查出高血压病、冠心病等重大慢性疾病，或者确诊为癌症等治疗效果不佳的恶性疾病；亲人、朋友出现意外事件等。这些因素都容易触发失眠。

维持因素

指失眠以后患者所采用的不良应对策略。常见的有：晚上提前上床睡觉、早晨推迟起床时间、白天过多补觉或午睡、饮酒助眠等。这些不良的应对策略，会导致失眠持续发展、迁延不愈。

背景知识

失眠的海明威

美国作家欧内斯特·米勒·海明威(1899—1961)成功地让一个与风暴和鲨鱼殊死搏斗的渔民老人形象(《老人与海》)成为文学经典，然而作家本人却未能战胜失眠、躁狂抑郁症以及多种伤病带来的折磨和煎熬，于1961年开枪自杀。他曾在短篇小说《我躺下》中，几次提到失眠的士兵尼克在战斗结束后的寂静深夜疲惫万分又难以入眠，听到“蚕在吃桑叶”的声音。海明威家族中许多人也都有失眠、抑郁、酒精依赖等精神心理问题。由此推测，他的失眠，更多可能是素质因素所致。

睡不着的杜甫

有“诗圣”之称的唐代诗人杜甫（712—770），在自己的作品中描绘过各种失眠表现——难以入睡、易醒、早醒、多梦、彻夜不眠等。他的诗中提到失眠的诗有百首之多，如《茅屋为秋风所破歌》中有“自经丧乱少睡眠，长夜沾湿何由彻”，《宿江边阁》中有“不眠忧战伐，无力正乾坤”，《寄题江外草堂》中有“干戈未偃息，安得酣歌眠”等。从诗中判断，影响杜甫睡眠质量的多为社会动荡和战乱等诱发因素。

三、全世界都在用的治疗法

目前，对于失眠障碍的治疗，全球通用的方法主要有心理行为治疗、药物治疗以及物理治疗。心理行为治疗中的“失眠的认知行为治疗”[1]和药物治疗中的苯二氮䓬受体激动剂治疗是临床证据最多的失眠治疗方法。

美国睡眠医学学会[2]是目前世界上最权威的睡眠医学学术组织之一，中国睡眠研究会是目前中国最权威的睡眠专业学术机构。这两个学术组织制订的失眠治疗指南，一致推荐失眠的认知行为治疗作为首选的治疗方法。

本书第二部分“行动”会详细介绍失眠的认知行为治疗方法。除了苯二氮䓬受体激动剂以外，目前临床上也有很多其他的助眠药

1 失眠的认知行为治疗，英文全称为 Cognitive Behavioral Therapy for Insomnia，简称 CBT-I。

2 美国睡眠医学学会，英文全称为 American Academy of Sleep Medicine，简称 AASM。

物，可以短期辅助失眠治疗。本书第三部分“药物”会详细介绍各种常见助眠药物的使用原则及方法。

心理行为治疗方法中，除了“失眠的认知行为治疗”方法以外，还有很多其他治疗方法被证实对失眠有效，比如认知治疗、正念治疗、家庭治疗、催眠治疗等。本书第四部分“理心”会系统全面地介绍失眠的心理治疗方法。

失眠的物理治疗主要包括重复经颅磁刺激治疗[1]、经颅电刺激治疗[2]等。目前很多研究证实重复经颅磁刺激治疗和经颅电刺激治疗对于失眠障碍有很好的效果。但因为这些治疗需要借助仪器及技师才能开展，失眠者自身无法开展这些治疗项目，因此本书不再介绍失眠的物理治疗方法。

根据最新的临床研究证据，结合 2004 年至今的临床诊疗经验和超过 10 万人次的诊疗服务，我总结出了失眠疗愈“三部曲”：行动改善睡眠、药物辅助睡眠、从“心”根治失眠。接下来我会详细介绍这套科学的失眠疗愈方法。

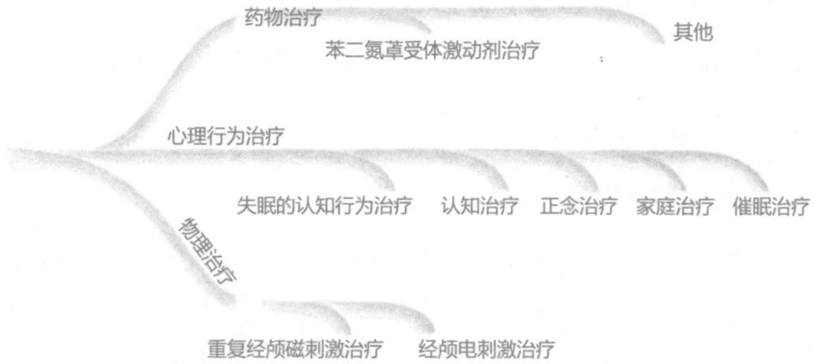

1　重复经颅磁刺激治疗，英文全称为 Repetitive Transcranial Magnetic Stimulation，简称 rTMS。

2　经颅电刺激治疗，英文全称为 Cranial Electric Stimulation，简称 CES。

四、崩溃！失眠持续作怪

你失眠有多久了？在我诊治过的患者当中，失眠历史最长的是一位 82 岁的老先生。他从 27 岁开始失眠，找我治疗时已经失眠 55 年了！其实，还有失眠历史更长的。2009 年去世的北京大学教授季羡林是我非常尊敬的学者，据他自己描述，1939 年第二次世界大战爆发时，他正好在德国留学，受战争的影响，从那时开始失眠。这个状况一直持续到他去世，所以他的失眠史有 70 年之久。

失眠多由生活事件诱发，如：人际关系紧张，工作、学习、生活压力过大，外伤，躯体疾病，倒时差等。按常理，诱发失眠的生活事件消失以后，失眠应该自然痊愈。然而研究却显示：失眠发生 1 年后，仍然有 70% 的人存在失眠；失眠发生 3 年后，仍然有 50% 的人存在失眠。失眠为何会持续作怪，长久不愈呢？以下 9 种表现可能是重要原因：

1. 作息不规律

经常变换作息时间，容易导致睡眠节律紊乱。比如，季羡林教授第二次世界大战一结束就回到祖国，但因研究、翻译、写作等诸多事务繁忙，无法规律作息，这可能是他持续多年失眠的重要原因。

2. 过早上床睡觉

失眠者为了尽早入睡，往往采用提前上床的方法。但如果没有困意，提前上床只会加重入睡困难。

3. 过晚起床

失眠者醒来后感觉睡眠不佳，往往会赖床，希望通过多躺一会儿补足睡眠。但过晚起床不仅无法补足昨晚的睡眠，还会加重当天晚上的失眠。

4. 补觉或午睡时间过长

失眠者往往白天感到精力、体力不足，试图通过补觉或午睡来弥补夜间缺失的睡眠。但补觉或午睡时间过长，会导致当天晚上入睡困难，使失眠进入恶性循环。

5. 在床上做与睡眠无关的事

床是用来睡觉的。如果因为睡不着而在床上做很多与睡眠无关的事，如看书、看电视、听音乐、上网、玩游戏等，就会削弱床和睡眠之间的关联，从而加重失眠。

6. 睡前使用电子产品时间过长

人体褪黑素是促进睡眠的神经递质，而手机、电脑等电子产品的屏幕发射出的蓝光会抑制褪黑素的分泌。如果褪黑素分泌不足，则出现入睡困难。中国睡眠研究会等单位联合发布的《2017 中国青年睡眠指数白皮书》显示，约九成的被调查对象睡前会使用手机等电子产品刷微博、上微信、玩游戏、看视频等。

7. 饮酒助眠

酒精可以让人产生困意从而帮助入睡。有些失眠患者会通过饮酒助眠。饮酒后虽然入睡变快，但深睡眠会减少，而且容易早醒，且如果经常饮酒助眠，会导致酒精依赖，从而加重失眠。

8. 过分担心失眠

失眠出现后，患者如果过分担心失眠带来的不良影响，会导致过度紧张，过度紧张又会加重失眠，从而形成“失眠—紧张—失眠”的恶性循环。

9. 卧床后思虑过度

很多失眠患者上床后大脑变得非常兴奋，脑子像过电影一样回忆发生过的事或者计划未来的事，如此思虑过度会导致入睡困难、频繁觉醒等，从而使失眠加重。

如果你有以上加重失眠的行为，要尽快改变，才能使失眠尽早疗愈。本书也会介绍相关治疗的方法，帮助失眠者培养睡眠节律、减少对失眠的担心、控制思虑过度等。

五、我失眠，那么我会抑郁吗？

抑郁症是现代生活中提及率很高的一种疾病。抑郁症的主要表现为情绪低落、疲乏无力、没有兴趣等，严重的会有自杀行为。很多人都知道，香港著名影人张国荣的逝去便与抑郁症的困扰有关。2003 年 4 月 1 日，他从香港中环一家酒店的 24 层跃下，结束了自己的生命，令人痛惜。

由于抑郁症经常伴有失眠表现，而且长期失眠也会让人心情烦躁、疲乏无力，所以很多失眠者会担心自己患上了抑郁症。那么失眠与抑郁症到底有什么样的关系？

首先，失眠可能是抑郁症的症状；其次，失眠也可能是抑郁症的诱因。

失眠是抑郁症的症状

抑郁症的序贯治疗[1]研究是世界上关于抑郁症的最有影响力、最大型的临床研究之一。这个研究显示，84.7% 的门诊抑郁症患者伴有失眠表现。抑郁症的失眠可以表现为入睡困难、夜间觉醒和早醒等。夜间觉醒是抑郁症最常见的失眠类型。27.1% 的抑郁症患者同时存在入睡困难、夜间觉醒、早醒三种失眠表现。

也有研究提示，早醒（比往常早醒 2 小时以上）是抑郁症特征性的失眠表现。因此，失眠患者，尤其是以早醒为主要表现的，应该常规筛查是否患有抑郁症。如何筛查呢？可以先通过最简单、实用的病人健康问卷抑郁自评量表[2]（简称 PHQ-9）进行自我筛查。此表（右页）是由美国哥伦比亚大学的罗伯特 · 斯皮策等人研发，共有 9 个问题，每个问题的评分有 0 ～ 3 分 4 个等级。

1　抑郁症的序贯治疗，英文全称为 Sequenced Treatment Alternatives to Relieve Depression。

2　病人健康问卷抑郁自评量表，英文全称为 Patient Health Questionnaire-9，简称 PHQ-9。

病人健康问卷抑郁自评量表 (PHQ-9)

在过去的 2 周里，你生活中以下症状出现的频率有多少？

1. 做事时提不起劲或没有兴趣

完全不会（0）　好几天（1）　一半以上的天数（2）　几乎每天（3）

2. 感到心情低落、沮丧或绝望

完全不会（0）　好几天（1）　一半以上的天数（2）　几乎每天（3）

3. 入睡困难、睡不安稳或睡眠过多

完全不会（0）　好几天（1）　一半以上的天数（2）　几乎每天（3）

4. 感觉疲倦或没有活力

完全不会（0）　好几天（1）　一半以上的天数（2）　几乎每天（3）

5. 食欲不振或吃太多

完全不会（0）　好几天（1）　一半以上的天数（2）　几乎每天（3）

6. 觉得自己很糟，或觉得自己很失败，或者让自己或家人失望

完全不会（0）　好几天（1）　一半以上的天数（2）　几乎每天（3）

7. 对事物专注有困难，例如阅读报纸或看电视时不能集中注意力

完全不会（0）　好几天（1）　一半以上的天数（2）　几乎每天（3）

8. 动作或说话速度缓慢到别人已经觉察，或正好相反，烦躁或坐立不安、动来动去的情况更胜于平常

完全不会（0）　好几天（1）　一半以上的天数（2）　几乎每天（3）

9. 有不如死掉或用某种方式伤害自己的念头

完全不会（0）　好几天（1）　一半以上的天数（2）　几乎每天（3）

计分方法 量表总分等于每个问题得分的总和

量表结论 0～4分→没有抑郁 5～9分→轻度抑郁 10～14分→中度抑郁 15～19分→中重度抑郁 20～27分→重度抑郁

如果失眠患者的此量表测试总分≥15分，建议去精神或心理科就诊，进一步明确是否患有抑郁症。如果确定有抑郁症，也不要恐慌，因为抑郁症是可以治愈的。

失眠是抑郁症的诱因

失眠以后，如果不及时治疗或采取不恰当的治疗方式，有可能发展成为抑郁症。

在这里介绍一个关于抑郁症的动物模型实验。它是目前世界上使用最多的抑郁症动物模型之一，最早由法国罗杰·波索尔特等人提出，于1977年发表在著名的《自然》杂志上。实验是通过“强迫游泳”的方式进行的——把老鼠放到一个水杯里，老鼠开始会到处“游泳”，试图摆脱水。多次尝试游泳还是失败后，老鼠会呈现“挣扎”姿态，而越努力挣扎越会消耗能量。当能量消耗殆尽，老鼠会“漂浮不动”，彻底放弃，也就是患上了“抑郁症”。把这个模型应用到失眠与抑郁症的关系上，也是非常贴切的。

刚失眠时，患者会尝试使用各种方法摆脱失眠，比如运动、按摩、听音乐、寻找“祖传秘方”等，类似处于“游泳”的阶段。当多次尝试这些方法后仍然无法改善睡眠时，患者则变得烦躁不安、恐惧，也就是“挣扎”和焦虑的阶段。这种痛苦挣扎，会消耗患者的能量。能量耗尽后，患者开始陷入绝望，觉得活着没有意思，什么都不愿意干，少言寡语，进入“漂浮不动”的抑郁阶段。

从这个过程可以看到，其实失眠本身不会导致抑郁症，反而是对失眠的“挣扎”过度消耗了能量，从而导致出现抑郁症状。老鼠如果刚被放进水里时就采取“漂浮”态度，就不会让能量消耗殆尽。患者如果刚失眠时就采取“爱睡不睡”的“漂浮”态度，可能就不会发展到抑郁症了。

所以失眠其实并不可怕，可怕的是对失眠的恐惧和挣扎。睡眠是一个自然的生理过程，我们是无法控制的。但如果能对失眠采取接纳的态度，失眠时也能安住在当下，不烦躁、不挣扎，就可以避免发展为抑郁症。

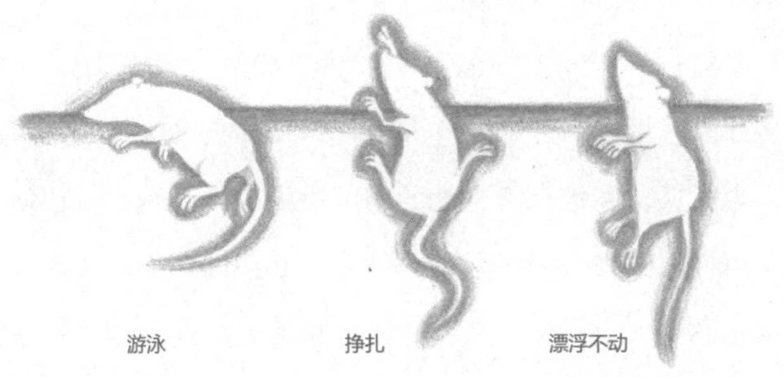

六、怕失眠比失眠可怕

失眠时，你是否有些担心？担心健康亮起红灯，担心考试挂科，担心工作不能很好完成……

虽然已经过去了很多年，但我还一直记得，参加高考的前一天晚上，我失眠了，担心自己考不好。结果第二天的考试状态并没有受到影响，而且成绩比往常还要好一些。几年之后，研究生入学考试的前一天晚上，我又一次一夜无眠，但有了高考失眠的经验，我并未担心，因为知道即使睡不着，也不会影响考试成绩。第二天我照常参加考试，而且幸运地考上了北京大学的研究生。

所以，失眠并不可怕，可怕的是对失眠的恐惧，以及失眠时的烦躁不安。

失眠者经常把失眠后果想象得非常严重，其实伤害我们的不是失眠本身，而是恐惧和烦躁。

被影迷们津津乐道的电影《水果硬糖》（*Hard Candy*）中有一个著名片段，可以印证恐惧对人的诱导和影响：14 岁的高智商少女海莉，为了惩罚涉嫌杀害少女的恋童癖男摄影师杰夫，假装与其约会，成功将人高马大的对方用药物制服并捆绑，声称要对其实施阉割。她向杰夫出示了手术刀具、演示相关做法的医学书和录影带，用冰袋麻痹杰夫的特定部位，对其进行酒精消毒，让杰夫看到血迹，还声称会用机器粉碎切下的组织。无论杰夫如何咒骂、讨饶，海莉都不为所动，最终一道道“折磨”工序进展下来，不但杰夫本人崩溃昏迷，生不如死，认为结局无法挽回，观影者也会有高度紧张之感。

事实是，趁海莉离开挣扎着起身的杰夫，发现这不过是海莉精心设计的“局”，那个所谓的手术并未发生。身心俱疲的杰夫当场涕泪横流，又如释重负。

尽管手术并未发生，然而杰夫在过程中承受的恐惧、折磨和心理打击，已经与真实发生手术差别不大了。

虽然这只是电影桥段，但看过的人都可以理解这种心理恐惧的力量。在我们的真实生活中，类似的事其实非常多见。职场新人一定懂这样的体验：面对令人畏惧的高层，你越是战战兢兢、如履薄冰、唯恐出错，就越容易因为神经紧张、手足无措而搞砸一些事情——说错话，弄翻东西，或是搞错关键文件……于是，自己的菜鸟形象又雪上加霜。

很多失眠患者每天都在吓自己，如：失眠会导致免疫力下降、血压升高、情绪烦躁、注意力不集中、无法工作……因为这些担心，失眠时只会更加烦躁不安。而烦躁不安又会进一步伤害身心健康，变成恶性循环。

不但如此，人们失眠时，还会使用多种方法来控制睡眠。那么，我们到底能不能控制睡眠呢？——睡眠是人的生理现象，和血压、血糖、心率、想法、情绪等心理及生理现象一样，都是难以控制的。就算是至高无上、权力无边的国王，也统治不了睡眠这件事。

美国哈佛大学的社会心理学家丹尼尔·魏格纳曾做过一个非常有名的“白熊实验”。他要求受试者尝试不要想象一只白熊，结果受试者很快在脑海中浮现出一只白熊的形象。不如你也来参与下

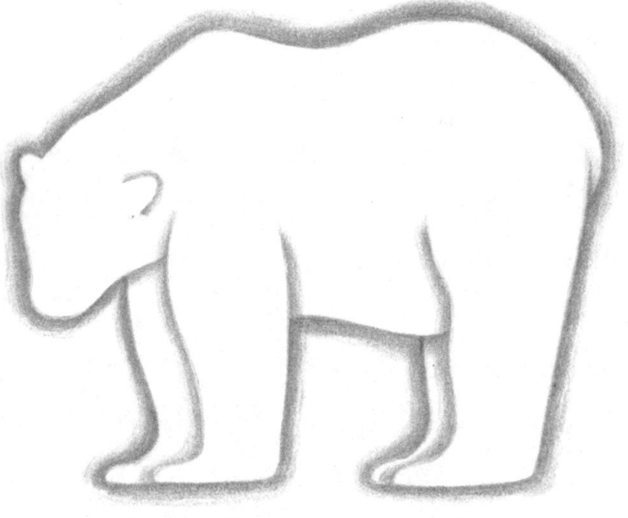

“白熊实验”——从现在开始，脑子里千万不要想“白熊”！一定要控制住自己啊！结果怎样？是不是越是控制自己不想，脑子里反而想得越多？

睡眠也是同样的道理：越想控制睡眠，就越容易失眠。上床后，越想睡着，就越睡不着。所以失眠治疗中经常使用“矛盾意向法”，即：睡不着时就让自己努力保持清醒。当患者努力保持清醒时，反而容易睡着。这正说明越是想控制某些心理或生理活动时，越是容易使事态朝着相反的方向发展。

既然上床多久入睡、睡眠深浅、做梦多少、睡眠长短、醒来几次等这些睡眠现象是我们无法控制的，不如学会接纳这些现象，不再试图控制睡眠，因为睡眠不能被刻意改变。

那我们可以控制什么？

行动。

要尽量消除既往的不良睡眠行为，比如：赖在床上做与睡眠无关的事，过早上床，早晨醒来后赖床，作息不规律，白天补觉过多等；还要努力培养良好的睡眠行为，比如：按时上下床，适量运动，多做放松练习等。

安住在当下，就是最好的滋养。睡不着时，如果能够心平气和地躺着，一样可以身心放松；如果能起来做放松练习，更能起到有益的作用。本书第二部分“行动”便会介绍放松练习的方法，如渐进式肌肉放松、身体扫描、正念呼吸等。

如果明白了“控制可以控制的，接纳无法控制的”这个道理，也就找到了疗愈失眠的第一把钥匙。

七、睡眠的深与浅、长与短

前面提到，睡眠的深浅、做梦多少、睡眠长短，我们是无法控制的。那么什么是“深睡眠”？什么是“浅睡眠”？人为什么会做梦？我们究竟需要多长时间的睡眠呢？弄清楚这些问题，就能减少我们对睡眠质量的担心。

正常睡眠过程包含两个不同的时期，即“快速眼动睡眠期（REM期）”和“非快速眼动睡眠期（NREM期）”。非快速眼动睡眠期又分为1期（N1）、2期（N2）、3期（N3），其中非快速眼动睡眠期的1期和2期睡眠，被称为“浅睡眠”，而非快速眼动睡眠期的3期睡眠，被称为“深睡眠”。至于快速眼动睡眠期，多会有梦境体验，因此常被称为“做梦睡眠”。

人们的正常睡眠往往是先进入 1 期和 2 期浅睡眠，然后再慢慢进入 3 期深睡眠。3 期深睡眠结束后会再回到 2 期睡眠，然后进入快速眼动睡眠。这个完整的过程被称为一个“睡眠周期”。每个睡眠周期大约持续 90 分钟，整夜睡眠有 4 ～ 5 个睡眠周期。正常人睡眠时期的变化详见下图：

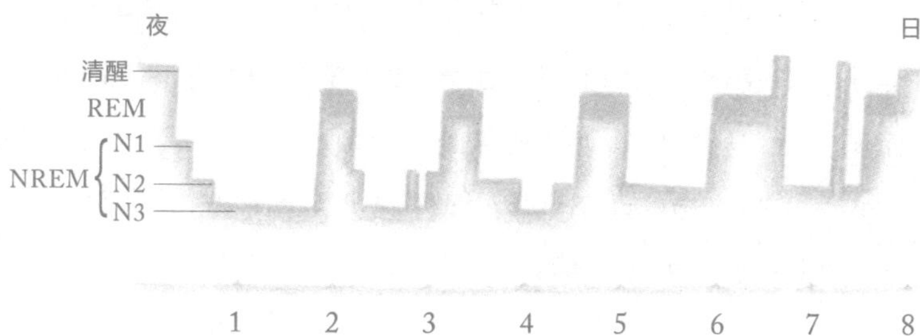

每个睡眠时期的作用各不相同，都不可或缺。非快速眼动期睡眠，包括“浅睡眠”和“深睡眠”，是用来恢复体力的；而快速眼动期的“做梦睡眠”可以巩固大脑记忆，恢复精力。

做梦，其实是记忆再加工、储存的过程。如果缺少了快速眼动期的“做梦睡眠”，人们就记不住事，容易发展成“痴呆”。

睡眠与吃饭一样，每种食物都有其特殊的营养成分，不可偏食。睡眠也是这样，不能只想着“深睡眠”，而讨厌“浅睡眠”或“做梦睡眠”。正常人 1 期睡眠占总睡眠的 2% ~ 5%，2 期睡眠占总睡眠的 45% ~ 55%，3 期“深睡眠”仅占总睡眠的 13% ~ 23%，快速眼动期的“做梦睡眠”占总睡眠的 20% ~ 25%。

那我们究竟需要多长时间的睡眠呢？有没有标准的睡眠时长？一定要睡够 8 小时吗？其实，并没有标准的睡眠时长。睡眠时长和人的饭量一样，都是因人而异的。睡眠好坏不能以睡眠时间的长短作为评判标准，而是以睡眠后第二天精力、体力是否够用为标准。

如果一定要给参考时间的话，成人的正常睡眠时间是 4 ~ 5 个睡眠周期，每个睡眠周期大约 90 分钟。这样算下来，成人每天的睡眠时间为 6 ~ 8 小时。而且随着年龄的增加，人的睡眠需求会越来越少。各个年龄段的大体睡眠时长如下：

婴儿 16 ~ 20 小时

幼　儿 9 ~ 12 小时

儿　童 9 ~ 10 小时

成年人 6 ~ 8 小时

老年人 5 ~ 6 小时

以上睡眠时长只是参考，千万不要作为自己的睡眠标准，否则容易产生焦虑。

八、睡眠手环可靠吗?

很多人为了监测自己的睡眠状况，会购买一些睡眠设备，如睡眠手环等。现在市面上有很多种类的睡眠手环，价格多在 200 元左右。那么，它们可靠吗?

标准的睡眠监测设备为“多导睡眠监测”[1]，价格高达几十万元，能够记录整夜睡眠状态的多种生理信号，包括脑电、眼电、口鼻呼吸气流、鼾声、下颌肌电、心电、胸腹呼吸、上下肢肌电等，是很多睡眠障碍诊断的“金标准”。“多导睡眠监测”综合了十多种人体生理信号，才能对睡眠状况进行精准判断。

而目前市面上售卖的睡眠手环，主要是通过分析睡眠中的身体活动、脉搏、体温等几个简单的生理信号，来推断使用者的睡眠状况。其结果和标准的多导睡眠监测结果当然有很大差距。尤其是对于睡眠的分期，睡眠手环存在很大误差。既然如此，我们还有没有必要使用睡眠手环？答案是肯定的。因为有些睡眠手环对于判断用

1　多导睡眠监测，英文全称为 Polysomnography，简称 PSG。

户何时入睡、何时醒来、总睡眠时间等指标，还是基本可靠的。另外，睡眠手环基本都有运动监测功能，可以指导使用者达到理想的运动量，从而促进对失眠的治疗。

所以，如果你正在使用或者准备使用睡眠手环，重点关注的指标应该是总睡眠时间。对于结果中的深睡眠、浅睡眠、快速眼动睡眠等睡眠分期的结果，不必太在意。另外，如果睡眠手环的监测结果让你感到放松、安心，我强烈建议继续使用。如果睡眠手环加重了你对睡眠的焦虑，就把手环的睡眠监测功能关闭，仅用来监测你的运动数据。

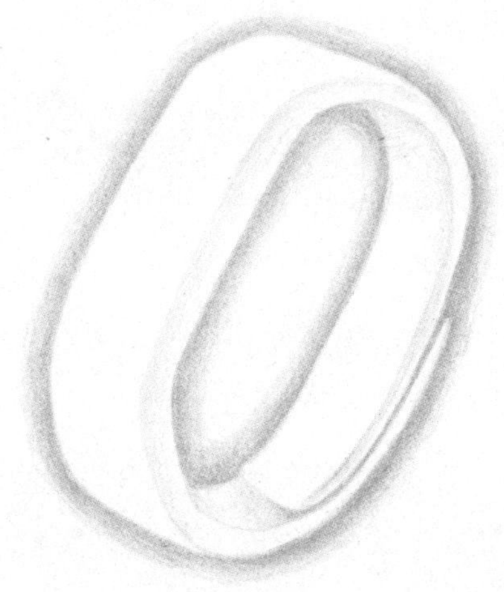

No.02

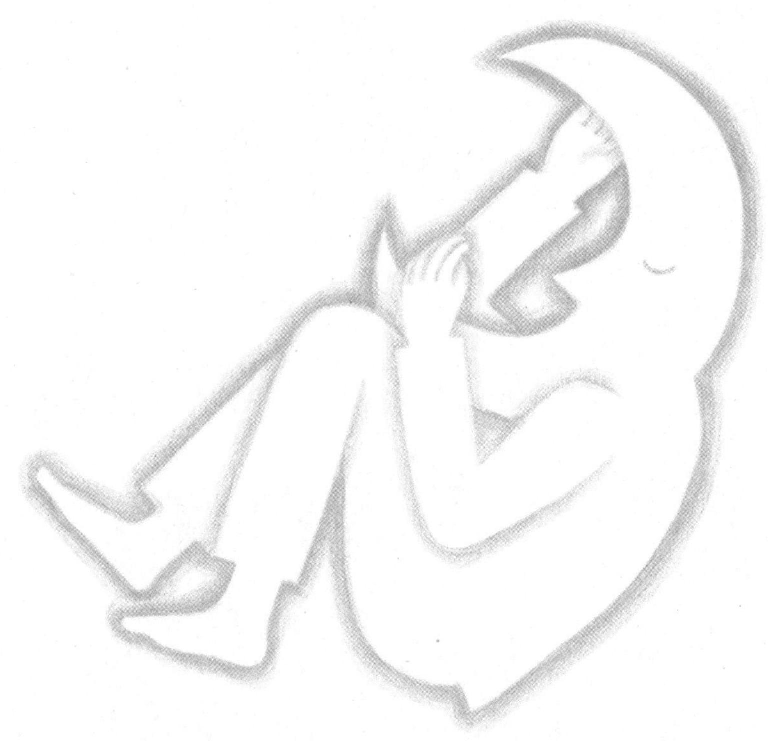

行动→

上、下、不、动、静

训练生物钟、正念、肌肉和呼吸

· 我们在了解了睡眠的基本常识，
厘清认识误区之后，
该如何调理失眠状况？

· 根据国内外医学界
目前一致推荐的首选治疗方法
——失眠的认知行为治疗（CBT-I），
我们总结出了以行动改善睡眠的
“上、下、不、动、静”五字要诀。

一、抓住睡眠三要素

失眠的认知行为治疗（CBT-I）主要是通过调整“睡眠三要素”起到治疗作用。所谓睡眠三要素，是指睡眠节律、睡眠动力和身心放松。

要素一：睡眠节律

也可以理解成“生物钟”。生物钟是调节人体生活作息的“时钟”，存在于大脑的内部。当人体处于不同状态和阶段时，生物钟会发挥不同作用。例如：在工作期间，生物钟会让你的头脑更加清醒；休息期间，生物钟可以让你快速放松身心，达到入睡的效果。

生物钟对人们保持身心健康非常重要。杰弗里·霍尔、迈克尔·罗斯巴什和迈克尔·扬三位科学家就是因为在生物钟领域做了杰出贡献，荣获了 2017 年诺贝尔生理学或医学奖。

生物钟是可以通过我们自己的努力来改变和培养的。如何培养呢？我的建议是：通过固定上床、下床时间进行训练。每日坚持同样的上、下床时间，久而久之就会形成自己内在的生物钟。对于失眠患者，比较合适的上床时间为晚上 10:30 左右，下床时间为早上 5:30 左右。不管你的睡眠好坏，不管睡得着睡不着，都要坚持这个上、下床时间。

要素二：睡眠动力

睡眠动力越大，就越容易进入睡眠。睡眠动力不足，就不容易入睡。睡眠动力主要与连续保持清醒的时间和适量运动两个因素相关。连续保持清醒的时间越长，睡眠动力越大，越容易入睡，睡眠越深。所以，不管晚上睡眠好与坏，白天都不能补觉，也不能午睡，否则会减少睡眠动力，从而导致失眠。同时，也不能赖在床上做与睡眠无关的事，如躺在床上看手机、看电视、看书等。适量运动，也可以增加睡眠动力。建议每日坚持运动，最好是有氧运动，如快走、慢跑、游泳、爬山等。运动尽量在白天进行，睡前 2 小时内应避免运动。

“乐眠操”是比较理想的增加睡眠动力的运动方式，推荐失眠患者每日练习。练习方法见后文第四节。

要素三：身心放松

睡前躯体或心理的紧张，会导致失眠。通过放松训练，可以减少焦虑，从而促进睡眠。放松训练的方法很多，比较常用的是渐进式肌肉放松、身体扫描、正念呼吸等方法，统称为静心练习。练习方法见后文第五节和第六节。

根据以上的睡眠三要素，我与团队在多年的失眠治疗实践中总结出了一套相对简化版的行为治疗法，帮助失眠者以行动改善睡眠，即“上、下、不、动、静”五字要诀（至少需要坚持 3～4 周才有效果）：

➜ 上：晚上定点上床。

- 下：早晨定点下床。
- 不：不补觉、不午睡、不赖在床上做与睡眠无关的事情。
- 动：白天有氧运动 1 小时，推荐做“乐眠操”。
- 静：每天静心练习 1 小时，如身体扫描、正念呼吸等。

二、理想的生物钟

前面介绍了行动改善睡眠的总体治疗策略，即“上、下、不、动、静”五字要诀，接下来详细介绍具体的行为治疗方法。首先向读者介绍生物钟。

老鼠天黑觅食、蜘蛛半夜结网、雄鸡拂晓打鸣、牵牛花清晨绽放……自然界生物的生命活动存在节律现象，这就是我们常说的生物钟。与地球 24 小时的光暗周期保持同步，这对生物维持健康至关重要。同时，生物钟也是人们睡和醒的开关，调控着睡眠—觉醒的节律，对睡眠有着非常重要的作用。很多人作息不规律，从而导致生物钟紊乱，进而出现失眠状况。

有些失眠者在失眠之前经常熬夜，晚上不睡、早晨不起，节假日经常睡懒觉；而失眠之后，又经常太早上床、早晨赖床。这些不良的睡眠习惯会破坏生物钟，导致睡和醒的开关失灵，从而使我们晚上睡不着、白天没精神。

按照中国传统的说法，人应“子时而息”。子时，也就是晚上11点到凌晨1点这两个小时。如果用《易经》来解释，子时为“复卦”，符号为：

易经中的六十四卦，是由“六爻（yáo）”表示的。实线（一条长线）表示“阳爻”，虚线（两条短线）表示“阴爻”。复卦的符号中，将坤卦最下面的“阴爻”变成“阳爻”，表示“一阳生”。子时是最能让人得到休息、获得能量的时间。

而按照现代睡眠科学的研究，人的正常睡眠过程包含两个不同的时期，即“快速眼动睡眠期（REM期）”和“非快速眼动睡眠期（NREM期）”。非快速眼动睡眠期又分为1期（N1）、2期（N2）、3期（N3）。其中1期和2期睡眠被称为“浅睡眠”，而3期睡眠被称为“深睡眠”。晚上11点到凌晨1点是非快速眼动睡眠期的3期睡眠，也就是“深睡眠”最多的时间段。

中国传统的观点和现代睡眠科学的研究结论竟如此相似，这不得不让我们叹服于中国古人的智慧。基于以上分析，我们建议理想的上床时间为晚上10:30左右，入睡后正好进入“子时”的“一阳生”，从而获得最佳的休息效果。

几点下床合适？

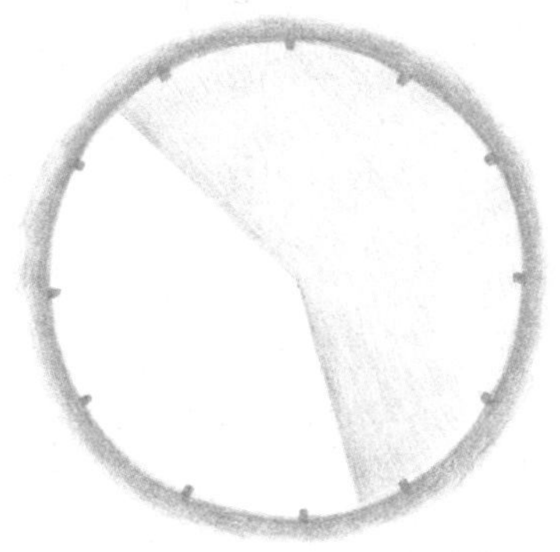

如果没有失眠问题，建议“日出而作”，也就是按照日出时间起床。夏天日出早，就早起；冬天日出晚，就晚起。如果有失眠问题，就不能按照日出时间起床了。因为失眠患者睡眠能力不足，如果按照日出时间起床容易导致卧床时间过多或过少，从而加重失眠。因此，建议失眠者卧床时间为 6～7 小时。如果晚上 10:30 上床的话，早晨下床时间应在 4:30～5:30。当然，不同年龄段的人，睡眠需求的时间也不一样。年轻人睡眠需求多，老年人睡眠需求少。因此，建议 60 岁以上的失眠患者，如果晚上 10:30 上床，那可以早晨 4:30 起床，晚上卧床总时间 6 小时；60 岁以下的失眠患者，晚上卧床总时间为 7 小时，早晨 5:30 起床。

很多人担心：上床后如果需要很长时间才能睡着，而早晨还按照固定的时间起床，会不会睡眠不足？这个担心可以理解。但是如果不按照固定的时间上床和下床，就无法培养生物钟，失眠就会持续，这是一个“长痛”的过程。如果按照固定的时间上床和下床，培养起生物钟，虽然短时间内有睡眠不足的痛苦，但可以换来长期的睡眠改善，这是一个“短痛”的过程，我们当然要选择后者！

三、让床喜欢你

沾床就睡，是很多失眠者的梦想。但是也有失眠者向我反映，有时在沙发上看着电视就睡着了，一上床就又兴奋了，翻来覆去睡不着。如何才能做到沾床就睡呢？ 这需要建立床和睡眠之间的条件反射，并积累足够的睡眠动力。

建立床和睡眠之间的条件反射

什么是条件反射呢？如果某个事物可以诱发出某种生理、心理反应，这个事物就和这种反应建立了条件反射。比如，听到梅子就会分泌口水，“望梅止渴”就是典型的条件反射。如果我们身体沾到床就出现困意，床和睡眠之间就建立了条件反射，就可以达到沾床就睡的效果。建立床和睡眠之间的条件反射要注意下面三个要点：

1. 不在床上做与睡眠无关的事

经常在床上做与睡眠无关的事，比如躺着看电视、听音乐、读书等，就会削弱床和睡眠之间的条件反射。当下，现代人最离不开的一个物品就是手机，如果经常夜里躺在床上用手机看微信、刷微博、网购、打游戏，就容易导致失眠。应该让床回归最基本的功能——睡觉。

2. 不过早上床

很多失眠患者经常过早上床，恨不得吃过晚饭就上床等待睡眠。但睡眠是等不来的，上床越早，失眠反而越重。因此，晚上 10:30 之前尽量不要上床。有些人可能会提出疑问——本来晚上七八点钟就有了困意，非要撑过这个时间段再上床，结果困意消失了怎么办？这个担心可以理解。如果七八点钟有困意时就上床，可能很快能够入睡，但导致的问题是早醒。如果凌晨 1～2 点醒了无法继续入睡，这让人感觉更加崩溃。晚上七八点钟有困意，那是因为之前的生物钟设定在了这个时间启动睡眠。当你把睡觉时间往后推迟到 10:30 左右，并坚持一段时间，新的生物钟就形成了。

上床时间也不能太晚。如果晚上 11:00 之后上床，就可能会影响睡眠质量。对经常熬夜的人来说，把上床时间突然提前到晚上 10:30，这时可能没有困意。对这种情况，可以采用逐渐提前上床时间的策略，如每天提前 10 分钟，逐渐地提到晚上 10:30 上床；也可以直接一次性提前到晚上 10:30 上床，睡不着时做静心练习，待新的生物钟形成后，就可以很快入睡了。

3. 睡不着，离开床

按照固定的时间上床后，如果 20 分钟内无法入睡，建议离开床，做一些放松的事情，如渐进式肌肉放松、正念呼吸等（详见后文第六节），再次有困意时，再回到床上。

积累足够的睡眠动力

“睡眠动力”，可以理解为我们的“困意”。困意越浓，越容易入睡。积累睡眠动力主要有两个方法：

1. 保持足够长时间的清醒

连续维持清醒的时间越长，睡眠动力越大，也就越有困意。如果早晨 5:30 起床，之后一直不睡，到晚上 10:30 才上床睡觉，就积累了 17 小时的睡眠动力。睡眠动力可以比喻为一根橡皮筋，拉得越长，松开时越有弹力，就越容易入睡。为了积累足够的睡眠动力，失眠患者最好不要午睡。即使晚上没有睡好，白天也不能补觉。如果午睡或者补觉，就会减少晚上的睡眠动力。

举例来说：中午 12 点睡午觉，到下午 1 点起床，睡眠动力就从下午 1 点重新开始计算，到晚上 10 : 30，也就积累了 9.5 小时睡眠动力。9.5 小时的睡眠动力可能无法让我们很快进入睡眠。因此，我们建议失眠患者不要午睡或补觉。

很多人非常在意午觉，认为必须睡“子午觉”。我在前面介绍过，“子觉”很重要。而对于午觉，我经常拿水果做比喻。没有糖尿病的人，吃水果有利于健康。没有失眠的人，睡午觉很有好处。如果有糖尿病，还吃含糖高的水果，血糖就控制不好。如果有失眠问题，还要睡午觉，失眠就会加重。道理就是这么简单。

如果有多年的午睡习惯，突然不午睡，下午没有精神怎么办呢？要相信我们的身体有非常好的调节能力。我们可以适应有午睡的生活，也一样可以适应没有午睡的日子，慢慢就可以调整过来了。

2. 适量运动

适量运动也可以增加睡眠动力。但睡觉前 2 小时之内的剧烈运动，会让神经系统过于兴奋，从而加重失眠，这是运动时要特别注意的。运动以有氧运动为好，如散步、快走、登山、太极拳、瑜伽等，还可以学习我在下一节介绍的“乐眠操”。

四、“乐眠操”的秘密

在我刚刚步入睡眠医学领域工作时，很多失眠者咨询我是否可以通过一些运动项目，尤其是中国传统养生功法改善睡眠。当时我对中国传统养生功法没有任何了解，无法回答他们的疑问。但他们的愿望引发了我对中国传统养生功法的兴趣，于是我四处拜访老师学习，试图找到一个既能改善睡眠，又简便易于坚持的方法。

我曾到武当山系统学习太极拳。太极拳博大精深，对于身心的调理作用非常好。既往也有很多研究证实太极拳对改善焦虑失眠症状有效果。当我尝试把太极拳运用到失眠治疗中时，遇到的最大问题是患者不容易学会。即便是最简单的二十四式简化太极拳，患者也需要学习 1 ～ 2 周才能掌握基本的练习套路。

直到 2014 年 4 月底，我遇到孙一乃老师。孙一乃老师是北京修德慈善基金会发起人、北京香庐书院创始人兼院长，对中国传统文化有深入研究。他向我传授了中国道家的养生功法“筑基功”。这个功法简单易学，几分钟就可以学会。我练习了“筑基功”一段时间后，身体发生很多变化。那么这个功法，能否改善睡眠呢?

我特地邀请了几位中医专家召开论证会，就“筑基功”能否和失眠疗愈结合进行了探讨，他们都认可这个功法，并给出了一些改良建议，尤其是把每个动作用中医的穴位进行命名。在征得孙一乃老师的同意后，我把改良后的“筑基功”命名为“乐眠操”。

专家论证会之后，我在临床上进行了探索性研究，邀请了 10

位失眠症患者参与。这10人当中，年龄最大的71岁，最小的36岁。其中有一位55岁的患者因为腰椎问题无法坚持练习“乐眠操”而自动退出，其余9位受试者均完成了4周的临床观察。受试者练习“乐眠操”4周以后，我对受试者自己记录的睡眠日记数据进行分析，发现平均夜间总睡眠时间增加了23分钟，平均夜间觉醒次数减少1次。这项小样本的探索性研究结果显示，“乐眠操”可以改善失眠症状。除此以外，有2个受试者反映“乐眠操”减轻了他们的颈部疼痛症状，有3个受试者反映“乐眠操”改善了便秘问题，还有一个“白细胞减少症”患者反映“乐眠操”增加了她的白细胞数量。关于“乐眠操”的作用，我们还需要开展更大样本量的对照性研究。

关于“乐眠操”可能的作用机制，还要从“筑基功”说起。这种为身体打基础的道家养生功法，目的是打通“任脉”和“督脉”——这是人体最重要的两处经脉，“任脉”位于脊柱的前面，“督脉”位于脊柱的后面，传统医学上素有“任督二脉通，则百脉皆通，百脉通则百病治愈”的说法。

“乐眠操”主要通过转动人头部以下、腰部以上的躯干部分，达到锻炼“任脉”和“督脉”的作用。在练习过程中，因为意念专注于身体的转动，减少了心中杂念，可以达到“心止一处”的正念状态，从而起到放松和专注的作用。练习方法请见下文，也可关注“失眠工作坊”微信公众号（详见47页二维码），获取“乐眠操”视频。

“乐眠操”练习步骤

1. 预备

着宽松衣服，身体直立，脚跟并拢，脚尖分开 30～60 度，平视前方，面带微笑。

转动躯干时，头部须保持不动。自然呼吸。意念专注于身体的转动，并默数躯干转动次数。身体左右各转动一次计一次数。练习时如果心中有杂念，则温和地把意念重新带回到身体的转动上。

对于下面每节动作，初学人员先做 50～100 次，如无身体不适，渐增至 200～300 次。

每两节动作之后，进行放松运动。放松运动方法为：身体直立，两脚分开与肩同宽，半蹲状态，手指并拢，双臂前后自然摆动，摆动幅度尽可能大，目标次数 100 次。

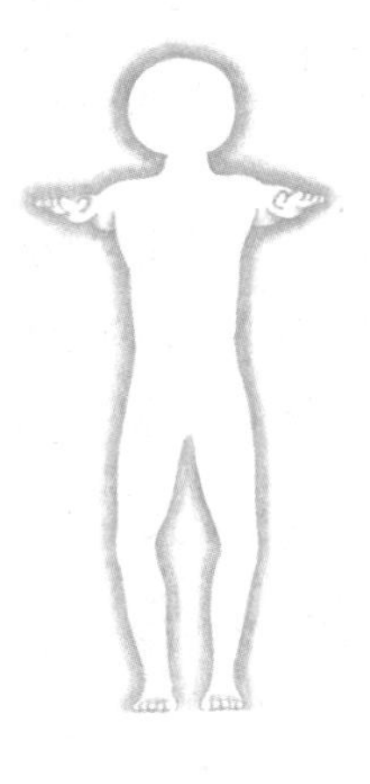

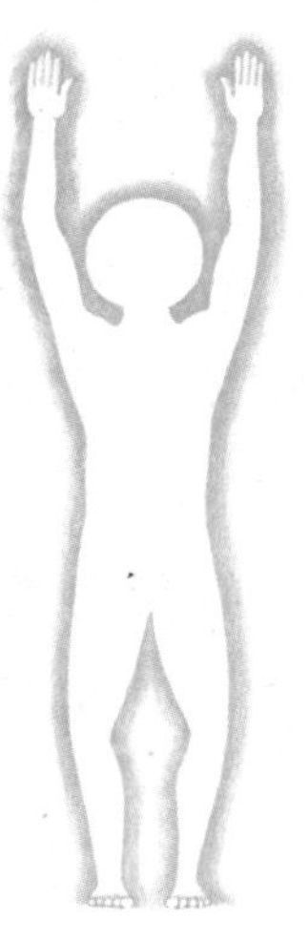

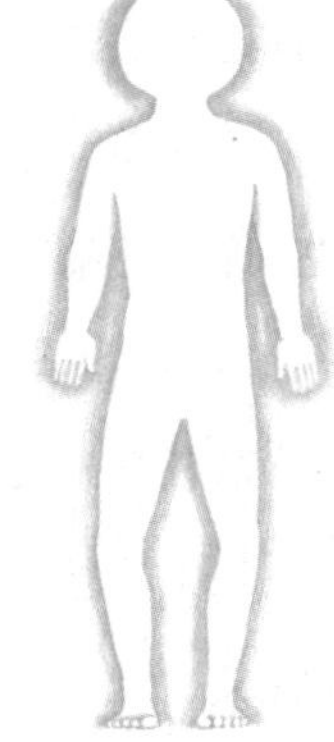

放松运动

2. 开始练习

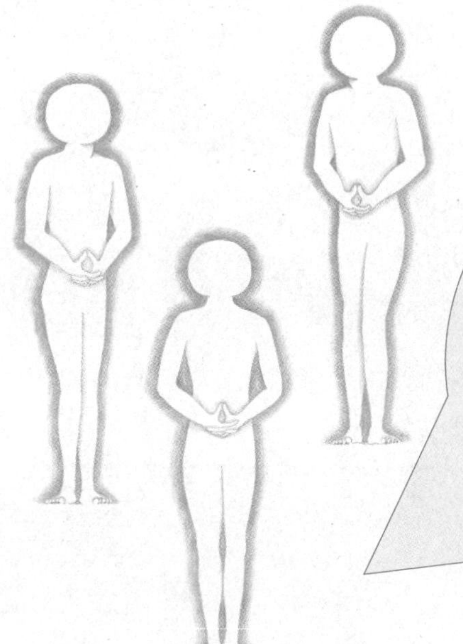

1 气海

气海穴属任脉，位于下腹部前正中线上，在脐下 1.5 寸。

双手交叉，拇指相抵置于肚脐处，左右转动躯干，头部保持不动。目标次数 300 次。

2 命门

命门穴属督脉，位于第二腰椎棘突下的凹陷部位。

双手置于腰后，以一只手握另一只手手腕，左右转动躯干，头部保持不动。目标次数 300 次。

放松运动 100 次。

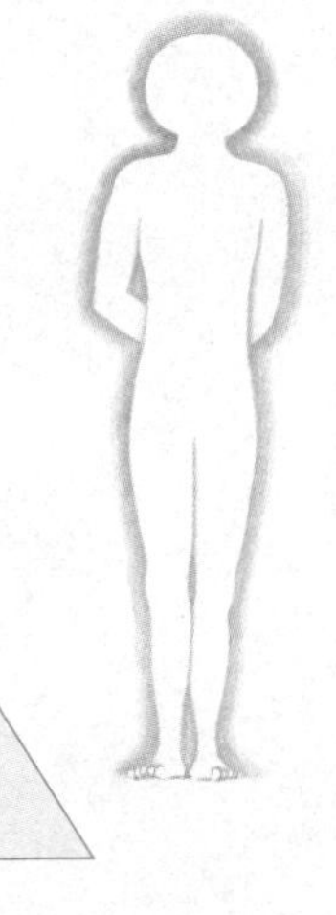

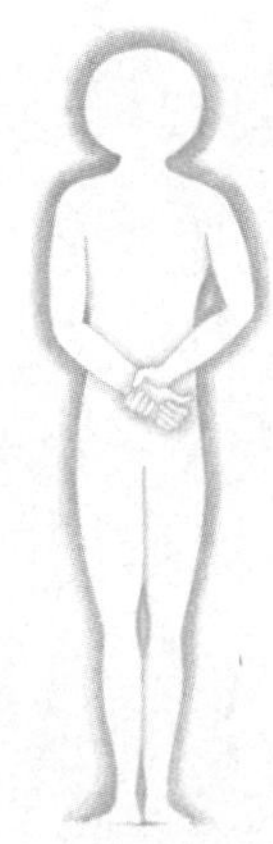

3 大椎

大椎穴属督脉，位于后背正中线上，第七颈椎棘突下凹陷中。

双手手指并拢伸直，置于颈后，掌心朝前，手不要接触到头颈部，左右转动躯干，头部保持不动。

目标次数 200 次。

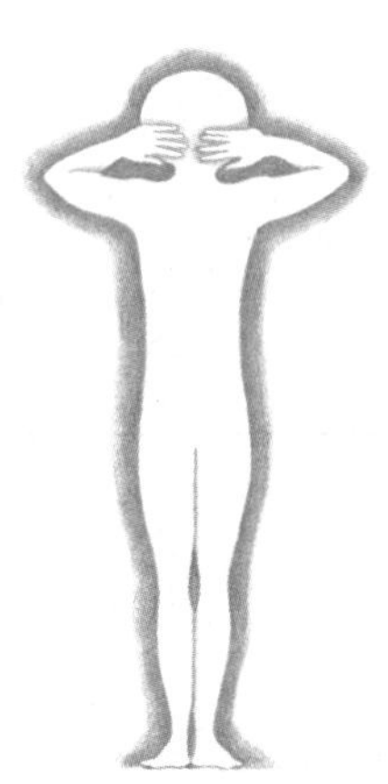

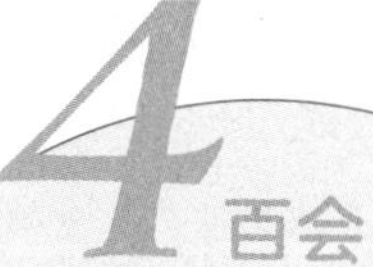

百会

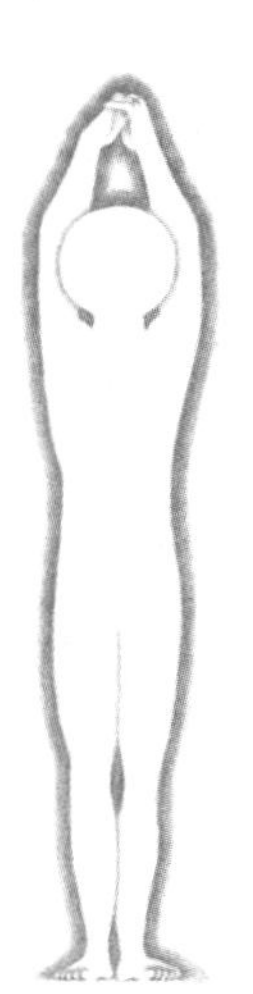

百会穴属督脉，位于后发际正中上 7 寸，两耳尖直上头顶正中。

双手交叉，置于头顶，双臂尽量伸直，左右转动躯干，头部保持不动。目标次数 200 次。

放松运动 100 次。

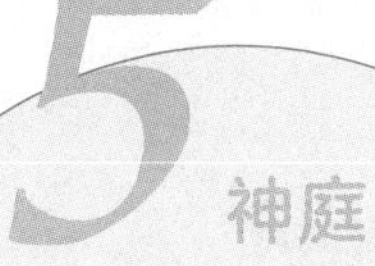

神庭

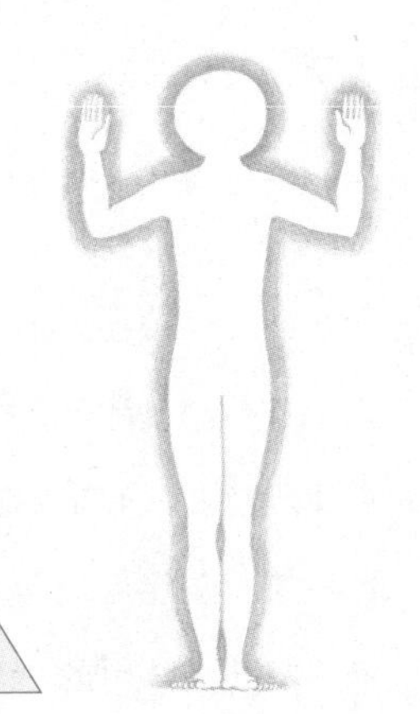

神庭穴属督脉，位于前发际正中直上 0.5 寸。

双手手指并拢，举于身体两侧，掌心朝前，左右转动躯干，头部保持不动。目标次数 300 次。

6 膻中

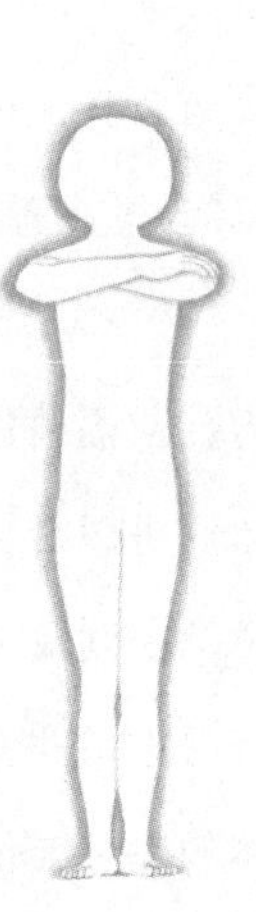

膻中穴属任脉，位于胸部前正中线上，两乳头连线之中点。

双臂交叉抱于胸前，左右转动躯干，头部保持不动。目标次数 300 次。

放松运动 100 次。

3. 补充说明

做“乐眠操”时，躯干转动幅度尽可能大，循序渐进增加转动幅度和次数，做完整套动作需要 50 分钟左右；练习初期关节异响属正常现象，练习中如有明显身体不适，需咨询医生能否继续练习；头部须保持不动，不能随躯干转动而转动，否则容易出现头晕现象。

五、身体喜欢被“扫描”

“行动”部分介绍的这些行为治疗方法，起效一般比较慢，大约需要坚持 3～4 周才能有效果。但是有一种行为治疗方法，起效可能比较快，甚至是立竿见影。这个方法就是“身体扫描”。“身体扫描”是正念练习的一个重要方法，最早由美国正念减压创始人乔•卡巴金博士提出。

我在 2014 年参加了正念培训，当时练习“身体扫描”时，没练几分钟就睡着了。后来，当我成为一名正念培训师带领正念团体时，发现大约有 60% 的初学者在练习“身体扫描”时会进入睡眠。可以说“身体扫描”是非常好的“催眠练习”。

“身体扫描”主要用来培育我们对身体的觉知力，从而放松我们的身心，能起到很好的助眠效果。失眠者晚上上床后可以常规地进行“身体扫描”练习，如果卧床后入睡困难或者睡眠中间醒来再次入睡困难，都可以尝试进行“身体扫描”练习。练习方法非常简单，就是让自己的心像扫描仪一样，从脚到头把身体的每个部位都“扫描”一遍。具体练习方法如下（查看第 47 页，扫码公众号“失眠工作坊”，收听身体扫描引导语）：

- 请躺在床上或者厚地毯上。

- 闭上双眼或者眼睛微闭，双手置于身体两侧，两脚自然分开。

- 现在请注意身体的感觉，你躺在那里，身体整体正在被什么东西支撑着。你的目的是觉知身体的每一个部分，了解已经存在的身体感受。所以我们的目标不是为了达到某个特定的状态，而是感知已经存在的东西。因此，放弃刻意追求某种状态的想法，也不要企图判断自己身体的某种状况，只需从容地像扫描仪一样扫描身体的每一个部位。当出现走神的时候，把意念带回来。

- 现在选定一个时机，把注意力引导到呼吸上面，觉知腹壁在吸气时的膨起和呼气时的下陷（有人可能相反，腹壁在吸气时下陷、呼气时膨起，这也是正常的）。

- 像这样觉知几次呼吸以后，把注意力向下移动到你的双脚。随着注意力的转移，觉知两脚的感觉，包括脚趾处、脚掌处、脚踝处、脚背处。注意这些部位有什么感觉，如果没有什么特别的感觉，就保持这种空白状态。如果感觉很细微，那么注意到它即可。这就是当下的体验，不要试图感受更多的东西，只要将注意力集中在这里即可。

- 现在做一次深呼吸，在呼气的时候放下脚部的觉知，让它消融在意识之中。然后把注意力转移到脚踝，这个部位有什么感觉？做一次深呼吸，在呼气的时候放下脚踝处的觉知。

- 将注意力转移到小腿，在这停留一会儿，注意小腿被你躺着的地方所支撑的感觉，充分感觉皮肤表面和小腿内部产生的所有觉知。做一次深呼吸，呼气的时候放下小腿处的觉知。

- 注意力转移到膝盖，觉知这里当下的感觉。做一次深呼吸，呼气的时候放下膝盖处的觉知。

- 注意力转移到大腿。你在这里察觉到什么？也许是衣物与皮肤表面接触的感觉，也许是沉重或者轻盈，也许是脉搏跳动、震动等感受。在吸气的时候想象空气流动到身体，一直流动到腿部，然后到脚部，呼气的时候想象空气从脚部向上流动，一直流出身体，这样你就会体验吸气时空气充满腿部、呼气时腿部空下来的感觉。如果你愿意，在接下来的几次呼吸中继续体验这种觉知。

- 现在做一次深呼吸，呼气的时候放下腿部的觉知，让觉知消融在意识之中，然后将注意力转移到臀部和骨盆，右臀、左臀，接着是整个骨盆和该区域的所有器官，也可以想象一下空气随着呼吸流动到该区域的样子。然后做一次深呼吸，呼气的时候放下臀部和骨盆的觉知。

- 将注意力转移到后背，从下背部开始，然后随着吸气将感觉区域扩展至整个中段，接着到上背部，直到注意力觉知到整个背部为止。做一次深呼吸，呼气的时候放下背部的觉知。

- 注意力转移到身体前部，首先是小腹，看看这里有什么感受，然后注意力扩展到整个区域。

- 随着呼吸的变化，你可能陷入分神，进入到思考、担忧的状态，也许会感到厌倦、无聊或焦躁，有时它们非常容易令你分心。出现这类情况时请注意，这并不是做得不对，一切都很正常，你只需注意到此刻的感觉和令你分神的因素即可，接纳它们的存在，或许可以观察一下它们是如何影响你身心的，然后不要评判自己是否做得正确，把注意力带回到需要觉知的地方就可以了。

- 现在应该是觉知小腹。做一次深呼吸，呼气时放下腹部的觉知。

- 注意力转移到胸部，觉知这个区域的感觉。然后呼气，同时放下胸部的觉知，把注意力转移到双手和双臂，在这停留一会儿。

- 现在做一次深呼吸，呼气的时候放下双手和双臂的觉知，注意力转移到双肩和颈部。这个区域有什么感受？无论有什么感觉，都要觉知并接纳它们。

- 做一次深呼吸，呼气的时候放下双肩和颈部的觉知。注意力转移到头部和面部，从下巴到嘴唇，到鼻孔到鼻子表面，到双颊，到脸部两侧和两耳，到眼睛、眼睑、眉弓、眉毛之间，到前额、前额两侧，到头皮、头顶，现在想象吸入的气流可以充满整个头部。

- 随着每次呼吸进行，旧空气排出，新的空气填满整个空间。你躺在那里，想象呼吸的气流充满整个身体，把空气吸入全身然后呼出。现在放下呼吸的觉知，只是躺在那里，让身体保持现在的状态，身体有一种回家的感觉，保持身心的完整，在觉知中休息……

背景知识

正念治疗

正念（mindfulness）治疗是近年来发展比较迅速的心理治疗方法。美国麻省理工学院乔·卡巴金教授是正念治疗的鼻祖，他对正念的定义是“时时刻刻不带评价的觉知”。正念治疗的核心首先是觉知，其次是不评价，也就是接纳。正念治疗的练习方法主要包括正念呼吸、身体扫描、思维觉知、情绪觉知、正念运动、正念进食等。所有这些练习方法，都是训练人们对自己身心状态的觉知力。觉知以后，不对身心状态进行评价，而是保持接纳，就可以使病痛减轻甚至消失。大量研究证实：正念治疗对于失眠、焦虑、抑郁、躯体疼痛、高血压等心身疾病都有很好的疗效。

六、肌肉放松 + 正念呼吸

唐朝名医孙思邈在他所著的《千金要方》中提出了“能息心，自瞑目”的睡眠理论。南宋理学家蔡元定在《睡诀铭》中也指出：“先睡心，后睡眼。”南宋理学家朱熹常苦于失眠，看了“先睡心，后睡眼”的理论后，深得其法，睡眠得到改善。什么是睡心呢？睡心就是让我们内心清静，没有杂念，身心放松，自然就可以入睡了。上床后如果思虑过度、心情烦躁，辗转反侧无法入睡，可以进行渐进式肌肉放松、正念呼吸等练习，达到“睡心”的目的。

渐进式肌肉放松

练习方法如下：

- 坐在舒适的椅子上，调整到最舒服的姿势；
- 闭眼，然后深吸气，缓慢呼气；
- 缓慢呼气时，感受双肩下沉，肩部肌肉放松；
- 继续深吸气，然后缓慢呼气，感受肩膀下沉、放松的同时，感受肌肉放松逐渐扩展到上肢、指尖、躯干、下肢、脚趾等部位；
- 继续深吸气，缓慢呼气，感受肩膀、躯干、四肢的肌肉放松，颈部和头部也同时得到放松；
- 继续这样的深呼吸，缓慢呼气时感受全身肌肉的放松。等到全身放松、心情平静后，再上床尝试入睡。

正念呼吸

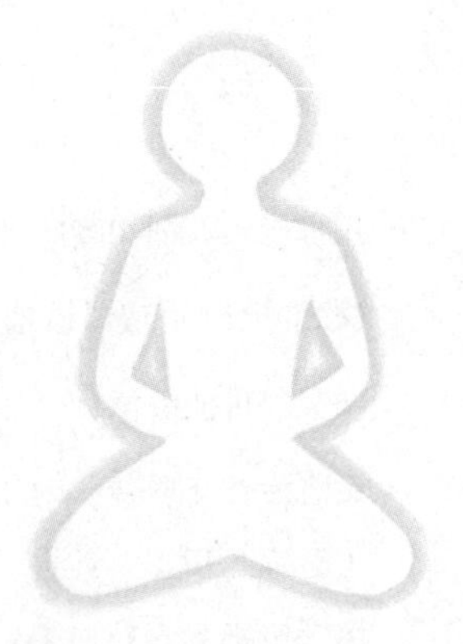

正念呼吸是通过对呼吸的关注，减少脑子里的杂念，缓解焦虑，从而使内心清净、放松，促进睡眠。

练习方法如下：

1. 坐姿

- 盘腿而坐：盘腿的方式有双盘（两只脚均置于对侧大腿上）、单盘（一只脚置于对侧大腿上，另一只脚置于对侧大腿下）、散盘（双腿交叉，双脚均不置于大腿上）等，任何盘腿方式都可以。腿脚需覆盖衣物等以保暖。臀下垫一个 6～8 厘米厚的硬垫。坐的地方不能太软。如果实在无法盘腿而坐，也可以坐于椅子上，但应避免瞌睡时摔倒。坐在椅子的前三分之一，不要倚靠椅背，双腿自然下垂，双脚与肩同宽，平放到地面上；
- 双手叠放（建议右手在上），掌心朝上，拇指相抵，置于丹田（“丹田”是中医的说法，大约位于肚脐下 4 个横指的地方）附近；
- 身体保持正直；
- 双肩放平、放松；
- 舌尖轻抵上腭（上牙根后），嘴唇轻轻闭合；
- 眼睛微闭或全闭，观看鼻尖方向；
- 头颈保持正直，微收下颌。

2. 要点

- 用鼻呼吸，勿用嘴呼吸；
- 腹式呼吸（呼吸时腹部有起伏），并尽可能让气流往下沉（气沉丹田）；
- 呼吸尽可能缓慢；
- 意念专注于呼吸。对于失眠者，建议意念专注于呼吸时下腹部的起伏（意守丹田），促进“心肾相交”，从而改善睡眠。走神时，温和地用呼吸把意念拉回来，不要自责，因为发现走神就是进步；
- 面部保持微笑，并尽可能让内心喜悦；
- 练习中如果看到、听到、感受到一些异常现象，不去关注，并告诉自己这些异常现象都是虚幻的。谨记正念呼吸练习最主要的任务是专注于呼吸；
- 练习结束时，搓手并以掌心捂眼，拍打腿脚以缓解盘腿所致的疼、麻感。腿脚疼、麻感减轻或消失后再站起。站起时应缓慢，以避免突然改变体位导致头晕、眼花，谨防摔伤。

3. 练习时间

- 只要环境安静，任何时间都可以做正念呼吸练习；
- 每次正念呼吸练习时间以 45 ~ 60 分钟为佳。盘腿初期，因为腿脚疼、麻等原因而无法坚持很长时间，可以循序渐进增加正念呼吸练习时间；
- 对于失眠患者，睡前进行 30 ~ 45 分钟正念呼吸练习，有利于身心放松，从而促进睡眠。上床后 20 分钟无法入睡，或者睡眠中间醒来后 20 分钟内不能再次入睡，均可以离开床进行 30 ~ 45 分钟正念呼吸练习，然后再重新上床尝试入睡。如果仍然无法入睡，可以继续进行正念呼吸练习，如此反复。

正念呼吸引导语

为了更好地进行正念呼吸练习，可扫描右侧二维码，关注“失眠工作坊”公众号，观看我特别为大家录制的教学视频。大家也可以按自己感觉舒服的节奏录制好正念呼吸引导语，在练习时播放。以下为练习引导语全文：

扫码关注公众号
“失眠工作坊”

请以舒适而警醒的姿势坐着。警醒，就是在正式的正念呼吸练习中，要保持清醒觉察，而不是睡觉。如果周围的环境允许，而你也感觉舒适的话，可以微微地闭上眼睛。

留意一下此刻身体的状态，然后把注意力放在腹部——你也可以把一只手或两只手安放在腹部。感觉气息出入身体时腹部的变化。在吸气的时候，感觉腹部微微地膨隆、扩张；在呼气的时候，感觉腹部轻轻地回落、放松。

吸气，呼气。在吸气的时候，知道自己是在吸气；在呼气的时候，知道自己是在呼气。你不需要刻意去调整呼吸的频率和深浅，只是跟随自然的呼吸节律即可。

吸气，呼气。同时也留意到呼吸转换之间的那个短暂停顿。将注意力安放在那个短暂停顿中，保持呼吸。吸气，转换，呼气，转换，吸气，感觉呼吸的波浪。

此刻你的注意力在哪里？如果它已经从呼吸上游移走了的话，确认一下注意力去了哪里，可以做个标识，譬如“念头，念头”，或者“情绪，情绪”，或者“疼痛，疼痛”，不用责备自己，因为这是时常会发生的事情。接着温和而坚定地把注意力重新带回到呼吸上，带回到呼吸给腹部带来的感觉上。

注意力游移一次，就把它带回来一次。游移一百次，就带回来一百次。游移一千次，就带回来一千次。如此，就好像在锻炼我们注意力的“肌肉”。而每一次游移，就是一次锻炼的机会。

继续觉察呼吸，跟随呼吸的自然节律，吸气，呼气，觉察腹部跟随气息进出时的自然起伏。继续把注意力安住在呼吸中。放下所有期待，全然感受生命就在这一吸一呼之间展开。

背景知识

名医孙思邈

孙思邈（581—682），唐代医学家，京兆华原（今陕西铜川市耀州区）人，自幼学医，博涉百家学术，兼通佛典。其撰写的《千金要方》和《千金翼方》，对数百种疾病展开论述，并提供近万首方剂，是中国最早的临床百科全书。

理学家蔡元定

蔡元定（1135—1198），字季通，建阳（今福建南平市建阳区）人，朱熹弟子，南宋律学家、理学家。著有《律吕新书》《洪范解》等。

七、呼与吸不简单

前面介绍的正念呼吸练习，重点是专注在呼吸上。呼吸对于生命至关重要，正可谓：人生只在呼吸之间！睡眠，是生命的一个基本功能，其实也在呼吸之间。掌握了正确的呼吸方法，也就掌握了睡眠的诀窍。

专注呼吸

失眠者上床后经常浮想联翩，脑子像过电影一样，肯定是难以入睡的。如果我们能够在正念呼吸练习时专注在呼吸上，就可以减少杂念，放松身心，也就容易入睡了。呼吸好比是一个木桩，用来拴住我们的注意力。人刚开始做正念呼吸练习时，注意力往往不能集中在呼吸上，经常游移。若注意力游移一次，就把它带回来一次。游移一百次，就带回来一百次。游移一千次，就带回来一千次。如此，就好像在锻炼我们注意力的肌肉。而每一次的游移，就是一次锻炼机会。通过反复训练，我们就可以在正念呼吸练习时专注在呼吸上了。

数呼吸

数呼吸可以提高我们对呼吸的专注。有非常多数呼吸的方法。可以连续数呼吸，可以 1～10 数呼吸。连续数呼吸，就是从“1”一直往下数，一吸一呼数一下，一直数到正念呼吸练习结束。如果中间忘记了刚才数的次数，则重新由“1”开始数。连续数呼吸，更多的是锻炼专注力。

1～10数呼吸，是从“1”数到“10”，然后再回到“1”重新开始，如此反复。一吸一呼数一下。吸气时数数，可以让人清醒、获得能量。呼气时数数，可人让人放松、促进入睡。所以早晨做正念呼吸练习，为了保持清醒，建议数“吸气”次数。睡前做正念呼吸练习，为了促进入睡，建议数“呼气”次数。

呼吸深度

做正念呼吸练习时建议使用深呼吸的方法。吸气时吸得越深越好，最好能“气沉丹田”。按照中医的理论，很多失眠是因为“心肾不交”所致。“心”在上面，“肾”在下面。我们吸气如果吸得深，“心”就可以随着吸气下沉，与下面的“肾”相交，也就有困意了。通过长时间的深呼吸训练，很多人深吸气时甚至可以吸到“脚底”，那效果就更好了。当然，这需要很长时间的练习才可以达到。正念呼吸练习初期，还是建议采用自然呼吸的方法。待熟练掌握正念呼吸练习方法以后，再逐渐增加吸气的深度。

呼吸频率

呼吸频率和神经兴奋性密切相关。我们人体有两套神经系统，其中让人兴奋、紧张的称为“交感神经系统”，让人放松、平静的称为“副交感神经系统”。呼吸频率快，可以激活交感神经，让人兴奋、紧张；呼吸频率慢，可以激活副交感神经，让人放松、平静，容易进入睡眠。因此，为了达到放松、平静的状态，我们要降低呼吸频率。如何降低呼吸频率呢？可以通过“止息”练习。

所谓“止息”，是指在吸气结束时屏住呼吸，屏一会儿再呼气，呼气后也要屏住呼吸，屏一会儿再吸气。吸气末和呼气末的屏住呼吸，就是“止息”。“止息”要循序渐进地练习，可以尝试从止息 3～5 秒开始练习，逐渐增加止息时间。通过增加止息时间，呼吸频率自然就降低了。正常成年人安静时每分钟的呼吸次数是 16～20 次。乌龟的呼吸频率是每分钟 2～8 次。通过止息练习，人们很容易就把呼吸频率降低到乌龟的呼吸频率，也就是“龟吸”，这不仅可以改善睡眠，或许还可以延年益寿。

呼和吸之间

吸气和呼气转换的中间，有个停顿、空隙。这个呼和吸之间的停顿、空隙被称之为“息”。吸和呼之间的“息”，是一种静默的状态，没有别的念头，被称为“无念”。我们慢慢地逐渐延长这个“息”，就可以让自己更多地处在一种无念或者寂静的状态，内心就更容易感觉清净、放松，睡眠也会变好。

No.03

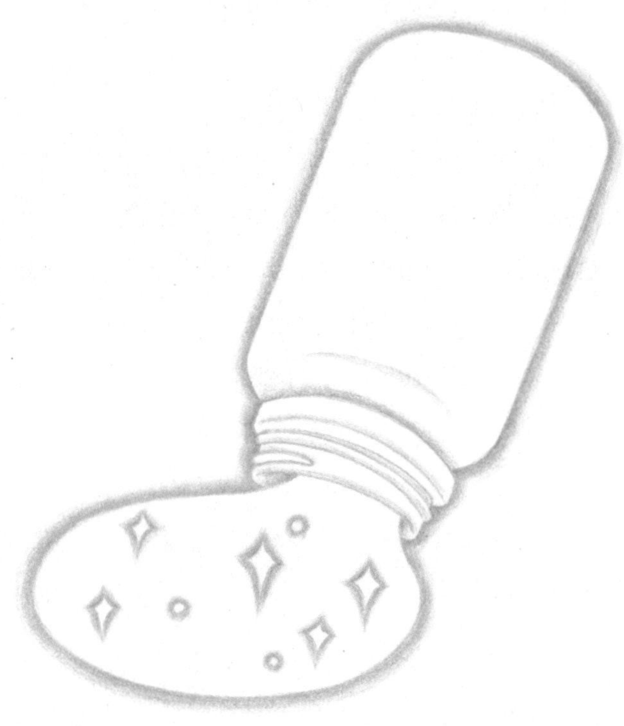

药物→

如何选择，如何戒除？

5 大类 17 种主流药物全解析

· 必要的时候，我们可以求助于药物助眠。

· 1904 年，世界上第一个商品化的、有镇静催眠作用的巴比妥类药物上市，催眠类药物正式走进了现代人类的生活，既带来福音，也伴随着风险。

· 如何认知这些魔力巨大的神秘药片？

· 关于它们的种类、功能、使用方法、注意事项等，给你一份名录与解析。

重要声明

本部分涉及的所有药物内容，仅供读者增进了解，作为参考，不可替代专业医师处方。不同助眠药物都有各自的适应证和副反应，患者千万不可自行服药，一定要在专业医生的指导下，依据处方选药服药。

一、要不要吃？

对于助眠药物，失眠者真是既爱又恨，对其非常纠结——爱它的疗效，恨它的副反应和成瘾性。那么，失眠以后到底要不要使用助眠药物呢？这要因人而定。

偶尔的失眠者

偶尔的失眠者是指失眠次数较少的人，即每周失眠次数不超过 2 次。对于这类人群，不建议使用助眠药物，通过前面介绍的行为治疗方法即可调整。但是如果因为重要事情失眠，而且第二天必须保证工作或学习效率，可以临时使用助眠药物。比如有些学生在高考之前，因为过度紧张无法入睡，第二天又要参加非常重要的考试，这时就可以临时使用短效的助眠药物，如唑吡坦、佐匹克隆等。

长期的失眠者

长期失眠者是指失眠次数较多、持续时间较长的人。如果每周失眠次数超过 3 次，失眠持续 3 个月及以上的时间，就属于长期失眠者。对这类人群，建议使用助眠药物，快速改善睡眠状况，同时合并使用前面介绍的行为治疗法。

助眠药物往往起效比较快，可以达到立竿见影的效果。但常言道“是药三分毒”，而且很多助眠药物有成瘾性，因此不能长期服用。一般建议助眠药物使用时间不超过 4 周。所以在开始使用助眠药物的时候，一定要结合失眠的行为治疗，而且要严格执行“上、下、不、动、静”五字治疗策略。待行为治疗起效后，逐渐减少助眠药物直至停药，只有这样才能在 4 周内渐停助眠药物。

有些失眠者刚开始使用助眠药物时，效果很好，甚至一觉可以睡到上午九十点钟，有的中午还能继续睡个午觉。这些患者睡眠改善后，却忘记了做行为治疗，没有严格按照“上、下、不、动、静”的要求按时下床、不午睡，有点忘记了从前的状况。结果好景不长，随着耐受性的增加，助眠药物的效果会越来越弱。如果没有配合行为治疗，失眠者又会再次陷入失眠困境，或者因为增加助眠药物的剂量导致药物成瘾。因此，我建议失眠者在买助眠药的那一天，一定要同时准备一个闹钟，用闹钟提醒自己严格执行“上、下、不、动、静”五字要诀。

失眠疗愈者的偶尔失眠

长期的失眠者治愈以后，一般不再需要服用助眠药物，但要一直坚持失眠的行为治疗以维持睡眠的稳定。但在一些特殊情况下，如出国倒时差，失眠可能会偶尔再次出现。对于这种情况，我建议失眠者可以临时服用助眠药物，帮助自己尽快恢复正常睡眠节律，避免生物钟的进一步紊乱。睡眠稳定后，可以很快停药，继续坚持失眠的行为治疗即可。

二、如何分类？

助眠药物的种类非常多，可以粗略分为两大类，即：镇静催眠药和有镇静作用的其他类药物。

1. 镇静催眠药

镇静催眠药，也就是俗称的“安眠药”，主要有两类，即：苯二氮䓬类镇静催眠药、非苯二氮䓬类镇静催眠药。

（1）苯二氮䓬类镇静催眠药，又称为“安定”类镇静催眠药，主要有：咪达唑仑、劳拉西泮、奥沙西泮、艾司唑仑、阿普唑仑、地西泮、氯硝西泮等。

（2）非苯二氮䓬类镇静催眠药，也称为新型镇静催眠药，主要有：唑吡坦、扎来普隆、佐匹克隆及右佐匹克隆等。

2. 有镇静作用的其他类药物

很多药物不属于上述两类“安眠药”，但又有镇静催眠作用，故可以用来治疗失眠。主要有以下几种：

（1）褪黑素受体激动剂：内源性褪黑素是人脑松果体分泌的神经递质，主要调节昼夜生物节律。外源性褪黑素对于改善睡眠的效果不肯定。但褪黑素受体激动剂，如雷美替胺，已经被美国食品药品监督管理局批准用于失眠的治疗。该药在国内还处于临床试验中。

（2）抗抑郁药：除了少数几种抗抑郁药，大部分抗抑郁药没有镇静催眠作用。常见的有镇静催眠作用的抗抑郁药有米氮平、曲唑酮、氟伏沙明、多塞平等。

（3）抗精神病药：大部分抗精神病药都有镇静作用，如奥氮平、喹硫平、利培酮、氯氮平、氯丙嗪、奋乃静、氟哌啶醇等。

（4）抗过敏药：很多抗过敏药都有镇静作用，如苯海拉明、氯苯吡胺、异丙嗪、西替利嗪等。

（5）其他类药物：如食欲素受体拮抗剂（苏沃雷生，该药目前在国内还处于临床试验中）、某些中草药等。

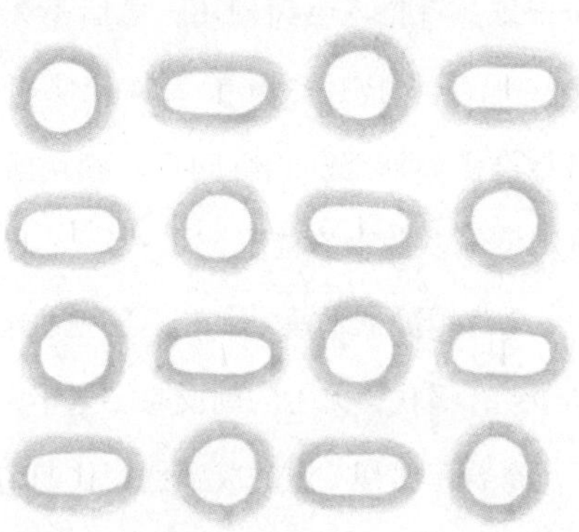

三、药的历史

大概人类从存在起就有了失眠，然而人真正创造出可与失眠对抗的现代意义上的药物，却是这一百多年间的事。了解它的过去，有助于掌控它的现在。

第一代镇静催眠药

巴比妥类药物是第一代镇静催眠药。早在1864年人们已人工合成巴比妥类药物，但到1903年才发现它具有镇静催眠作用。1904年，第一个商品化的巴比妥类药物——巴比妥上市。1912年，长效巴比妥类药物——苯巴比妥上市。因为这类药物的副反应太多，目前已经很少被用来治疗失眠。

第二代镇静催眠药

苯二氮䓬类药物是第二代镇静催眠药。1960年第一个苯二氮䓬类镇静催眠药——氯氮䓬投入临床使用，之后不久第二个苯二氮䓬类镇静催眠药——地西泮于1963年投入临床使用。在这之后，越来越多的苯二氮䓬类镇静催眠药相继问世。到目前为止，苯二氮䓬类药物是全球使用量最多的镇静催眠药。

这类药物除了具有镇静催眠效果，还有松弛肌肉的作用。因此，人使用该类药物时会有腿软、无力的副反应。老年人使用时，尤其要预防摔伤。同时，该类药物有一定的成瘾性，长期大量服用会导致药物依赖。

第三代镇静催眠药

为了减少镇静催眠药的肌肉松弛、成瘾等副反应，20 世纪 80 年代，第三代镇静催眠药——非苯二氮䓬类镇静催眠药问世。1987 年佐匹克隆上市，1988 年唑吡坦上市，1999 年扎来普隆上市。在佐匹克隆的基础上，2005 年右佐匹克隆上市。因为这些药物的英文名称均以字母“Z”开头，所以也被称为“Z 类药”。这类药物疗效肯定，没有肌肉松弛等副反应，成瘾性明显低于苯二氮䓬类药物，于是越来越多地被临床使用。

四、选择顺序

面对如此多的助眠药物，失眠患者该如何选择？根据美国睡眠医学会的建议，结合中国睡眠医学专家的共识，推荐按照以下的顺序选择助眠药物。排位越靠前者，越是优先选择。

1. 非苯二氮䓬类镇静催眠药

这类药物起效快，疗效肯定，副反应较少。尤其是没有肌肉松弛的副反应，不影响第二天的认知功能，成瘾性较低，因此作为首先推荐的药物。

代表药物：唑吡坦、扎来普隆、佐匹克隆及右佐匹克隆等。

2. 苯二氮䓬类镇静催眠药

这类药物疗效肯定，尤其是对伴有明显焦虑表现的失眠患者，效果更好。但是这类药物有肌肉松弛作用，容易导致腿软、无力，使用时应谨防摔倒。同时，这类药物大多数作用时间偏长，使用者第二天起床后常出现困倦、注意力不集中等残留药理效应。长期服用容易出现药物成瘾。

代表药物：劳拉西泮、奥沙西泮、艾司唑仑、阿普唑仑、地西泮、氯硝西泮等。

3. 褪黑素受体激动剂

人脑松果体分泌的褪黑素是调节昼夜生物节律的神经递质。褪黑素受体激动剂模拟了人体内源性褪黑素的作用，可以很好地促进入睡。该类药物副反应小，没有成瘾性，停药时没有失眠反弹和戒断反应，但药效比镇静催眠药偏低。

代表药物：雷美替胺（国内尚无此药）、阿戈美拉汀等。

4. 有镇静催眠作用的抗抑郁药

有镇静催眠作用的抗抑郁药没有成瘾性，镇静催眠效果强，但是副反应较多。比较常见的副反应有过度镇静、头晕、便秘、体重增加等。因此，对于单纯性失眠者而言，不作为优先推荐。但对于合并焦虑、抑郁的失眠患者来说，可以作为首先推荐的药物。

代表药物：米氮平、曲唑酮、氟伏沙明、多塞平等。

5. 非苯二氮䓬类 / 苯二氮䓬类镇静催眠药 + 有镇静催眠作用的抗抑郁药

对于前四类药物单独治疗效果不好的失眠者，推荐联合两种药物治疗。如：非苯二氮䓬类镇静催眠药 + 有镇静催眠作用的抗抑郁药；或者苯二氮䓬类镇静催眠药 + 有镇静催眠作用的抗抑郁药。联合药物治疗时，需密切观察药物副反应。

6. 抗精神病药

抗精神病药大多都有极强的镇静催眠作用，可以用来治疗顽固性失眠。但是，该类药物副反应大，不作为失眠的常规用药。常见的副反应有：过度镇静、身体僵硬、吞咽困难、体重增加、血糖血脂升高、便秘、流口水、肌张力障碍、迟发性运动障碍等。这类药物因为具有极强的镇静催眠作用，有时被江湖游医磨碎制成“祖传秘方”卖给失眠者。这要引起失眠者的重视，不要服用成分不明的药物。

代表药物：奥氮平、喹硫平、利培酮、氯氮平、氯丙嗪、奋乃静、氟哌啶醇等。

7. 其他类药物

抗过敏药——如苯海拉明、氯苯吡胺、西替利嗪等，具有一定的镇静催眠效果，但因为疗效不确切，因此并不推荐使用。

巴比妥类药——如巴比妥、苯巴比妥，因为副反应太多，目前已经不再推荐使用。

中药及中成药——因为需要具体辨证施治，所以没有放到这个顺序清单里。

五、对症下药

失眠有各种不同表现，如入睡困难、睡眠维持困难、早醒、对睡眠质量不满意等，要根据不同的失眠表现，选择相应特点的助眠药物。

1. 入睡困难

这类失眠者可以选择起效快的助眠药物进行治疗。助眠药物半衰期越短，往往起效越快，可以很好地促进入睡。代表药物有唑吡坦、扎来普隆、佐匹克隆、右佐匹克隆、咪达唑仑、雷美替胺等。

2. 睡眠维持困难或早醒

这类失眠者可以选择作用时间长的助眠药物进行治疗。助眠药物半衰期越长，作用时间就越长，可以更好地维持睡眠，减少早醒。代表药物有艾司唑仑、阿普唑仑、地西泮、氯硝西泮等。

3. 不满睡眠质量

这类失眠者可以选择增加深睡眠的助眠药物进行治疗。代表药物有米氮平、曲唑酮、多塞平等。

还有一部分失眠者，总感觉自己没有睡着或者没有深睡眠，而客观的多导睡眠监测结果则显示其睡眠质量很好。这类患者属于“主观性失眠”，可以使用小剂量奥氮平、利培酮等抗精神病药改善睡眠感受。

六、预防成瘾

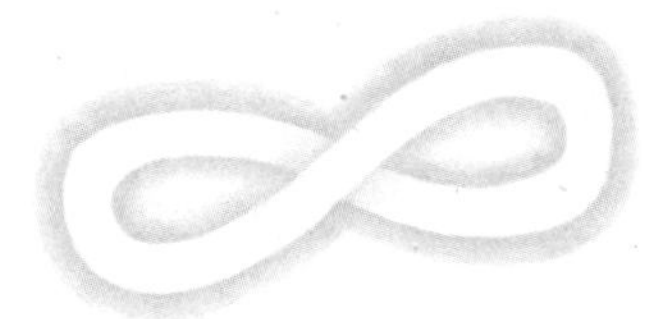

镇静催眠药都有一定的成瘾性，如果使用不当，就会导致镇静催眠药成瘾，治疗起来相当困难。

具体什么是镇静催眠药成瘾呢？主要表现为：对镇静催眠药的心理渴求；使用原来的药物剂量无法达到预期效果并因此逐渐增加药物剂量；停止或者减少镇静催眠药使用时出现失眠反复、心慌、出汗、手抖、烦躁等戒断症状。

我曾经诊治过一位镇静催眠药成瘾的患者，每天晚上要服用105片地西泮才能入睡。地西泮是非常强力的镇静催眠药，一般人服用10片，就可能昏迷不醒，而这位成瘾的患者每天晚上要服用一百多片，可见镇静催眠药成瘾是多么恐怖。这位患者住院治疗两个多月，才完全戒掉了镇静催眠药。

预防镇静催眠药成瘾，掌握如下的基本使用原则非常重要：

1. 短期

短期服用镇静催眠药，一般不会出现成瘾。但如果长期服用，成瘾风险就会变高。所谓的短期使用，是指尽量不要连续使用镇静催眠药超过4个星期。

2. 小量

镇静催眠药使用剂量越大，成瘾风险就越高。所以尽可能使用最小剂量来改善睡眠，尽量不要超过镇静催眠药使用剂量的上限。如果疗效下降，建议换别的作用机制的药物。

3. 间断

连续服用镇静催眠药导致成瘾的风险明显高于间断服用。因此尽量不要每天都服药。建议先尝试自行入睡，实在无法入睡，再考虑使用镇静催眠药，而不是睡前常规服药。如果实在离不开镇静催眠药，建议使用“周末断药”的方法，即工作日为了保证睡眠时间和质量，服用镇静催眠药，周末休息时间无重要日程则不服用镇静催眠药。

4. 按需

长期失眠患者在睡眠情况改善后，如果又出现偶发失眠，比如因重大事件、倒时差等情况失眠，可以临时使用镇静催眠药帮助入睡，以免因为一次失眠导致病情恶化。

掌握了上述基本原则，就可以极大程度地预防镇静催眠药成瘾。

七、如何停药？

长期使用助眠药物，会导致躯体或心理的损害，严重者会出现药物成瘾。因此必要时应尽可能地按照以下法则，停掉助眠药物。

1. 严格坚持失眠的行为治疗

失眠的行为治疗，是国内外失眠治疗指南推荐的一线治疗方法，疗效确切，没有不良反应。严格坚持失眠的行为治疗方法 3～4

周，就可能恢复自主的睡眠，为减少使用助眠药物奠定基础。因为系统的失眠行为治疗比较复杂且不易掌握，所以推荐失眠者做简化版的行为治疗，即执行“上、下、不、动、静”五字要诀。具体说明请见“行动”部分的“抓住睡眠三要素”一文。

2. 减药时机

严格坚持失眠的行为治疗 3～4 周，睡眠改善后就可以逐渐减少助眠药物用量。如果没有严格坚持，可能就达不到预期效果。“上、下、不、动、静”五字要诀中，最难做到的可能是早晨按时下床。很多人舍不得早点下床，非要躺到七八点才起，结果失眠久治不愈。所谓“舍得”，有舍才有得。是时候为了长久良好的睡眠，舍弃早晨的赖床习惯了。

3. 逐渐减少剂量

突然停止助眠药物，往往导致失眠反弹。所以，应逐渐减少药物剂量。如何操作呢？可以采用“五三五一法”，即：

严格坚持“上、下、不、动、静”五字要诀三周，开始减少助眠药物；每次减少助眠药物总量的五分之一；一周减少一次，直至停药。

4. 接纳减药过程中的睡眠波动

减药过程中可能会有睡眠波动，这是正常现象。只要严格坚持“上、下、不、动、静”五字要诀，一般 3～4 天就可以恢复正常。

一旦减少助眠药物，即使出现失眠反弹，也尽量不要把助眠药物剂量加回来。

5. 停药后坚持失眠行为治疗

成功停药后，一定要继续坚持失眠的行为治疗方法，否则失眠可能复发。“上、下、不、动、静”五字要诀中，很难坚持的还有静心练习的部分。如果把身体扫描、正念呼吸、肌肉放松这些方法变成习惯，会受益终生。

八、酒能助眠吗？

影视剧里有时可以见到这样的场景：老派的外国绅士睡前为自己倒杯酒；或是大量饮酒后，主角陷入了沉睡。这说明，在有些人的认知中，酒可以算得上一种另类助眠药，或者至少有利入睡。

据我所知，出于对药物副反应和成瘾性的惧怕心理，的确也有些失眠者转而向酒求助。

但真实结果会如何呢?

我接诊过一位患者王先生，他因为饮酒助眠患上了严重的酒精依赖。

王先生是单位的“一把手”，因为工作压力大而出现失眠状况，

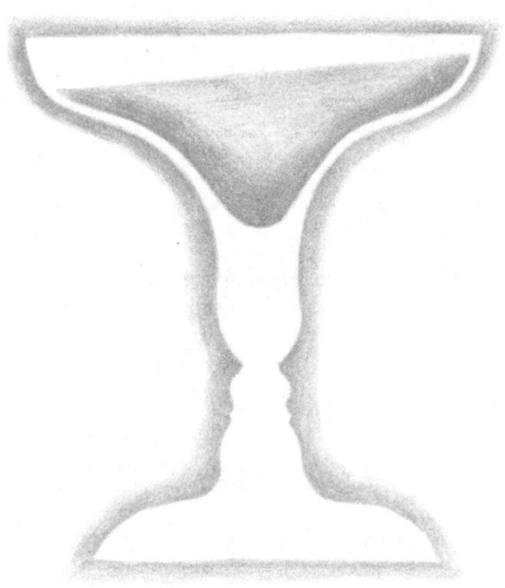

但害怕药物成瘾，不敢服用安眠药，于是听了朋友的建议——睡前规律性地喝一点红酒助眠。刚开始时，喝 1 杯红酒就能很快入睡，但两周以后，效果越来越差，他便开始增加饮酒量，从 1 杯红酒慢慢加到 3 杯，最后是每晚都要喝一瓶红酒才能入睡。3 个月以后，喝一瓶红酒都没有效果了，于是换成白酒，量也渐渐增加，1 年后就增加到了每晚 1 斤高度白酒。3 年后王先生增加到了每天要喝 3 斤高度白酒，不仅晚上喝，早晨起床后也要立刻饮酒。早晨起床后饮酒被称为“晨饮”，往往标志着已形成酒精依赖。

王先生担心安眠药成瘾，最后却因为饮酒助眠演化成了酒精成瘾。酒精成瘾治疗起来极为复杂，比失眠治疗难百倍以上，酒瘾严重者甚至会死亡。这个案例告诉我们：不要饮酒助眠！

酒精被吸收进入大脑以后，可以作用在苯二氮䓬受体上，因此可以起到与苯二氮䓬类镇静催眠药相似的镇静催眠作用，促进入睡。但因为酒精半衰期短，维持睡眠的时间不长，所以人容易早醒。同时，饮酒以后的睡眠多是非快速眼动睡眠期的 2 期睡眠，也就是“浅睡眠”，不容易让人解乏。另外，酒精也有副反应。最常见的副反应是肝脏损害，血压升高，增加冠心病、糖尿病等慢性病的风险，记忆力下降，性功能障碍等。

综合以上分析，饮酒助眠弊大于利，赶紧把它从你的助眠清单里开除吧！

九、常用药物

在求医问药的过程中，普通人很容易有无力感和挫折感，常被突如其来的一堆专有名词或药物名称弄得一头雾水，关于一些新药新知，既无法查阅旧的典籍，又无法信任庞杂的网络信息。所以我觉得很有必要在这里帮大家把当下主流助眠类药物的名称、药效、服用事项乃至实物形象做一个梳理。

声 明

本篇呈现的所有药物，均不涉及任何商业目的和宣传。

每种助眠药物都有各自的适应证和副反应，患者一定要在医生指导下选择合适的药物，千万不要自行乱服药。

1. 非苯二氮䓬类镇静催眠药

唑吡坦（商品名：思诺思）	
常用剂量	5 ~ 10mg
作用时间	短效，3 ~ 5 小时
药物优势	起效快，适用于入睡困难患者；副反应少；成瘾性低
注意事项	老年人使用时可能出现睡眠行为异常，如：睡眠中下地行走

扎来普隆（商品名：曲宁）	
常用剂量	5 ~ 20mg
作用时间	短效，1 ~ 2 小时
药物优势	起效快，适用于入睡困难患者；副反应少；成瘾性低
注意事项	少数患者使用后出现与剂量相关的记忆障碍

佐匹克隆（商品名：三辰）	
常用剂量	3.75 ~ 7.5mg
作用时间	短效，5 ~ 6 小时
药物优势	起效快，适用于入睡困难患者；副反应少；成瘾性低
注意事项	常引起口苦

右佐匹克隆（商品名：文飞）	
常用剂量	1.5 ~ 3mg
作用时间	中效，6 ~ 9 小时
药物优势	起效快，适用于入睡困难和睡眠维持困难患者；副反应少；成瘾性低
注意事项	常引起口苦

2. 苯二氮䓬类镇静催眠药

劳拉西泮（商品名：罗拉）	
常用剂量	0.5 ~ 2mg
作用时间	中效，10 ~ 20 小时
药物优势	主要适用于睡眠维持困难患者。不通过肝脏代谢，肝功能差的患者可以使用
注意事项	有肌肉松弛副反应，谨防摔伤

奥沙西泮（商品名：优菲）	
常用剂量	15 ~ 30mg
作用时间	中效，5 ~ 12 小时
药物优势	主要适用于睡眠维持困难患者。不通过肝脏代谢，肝功能差的患者可以使用
注意事项	有肌肉松弛副反应，谨防摔伤

艾司唑仑（又名：舒乐安定）	
常用剂量	0.5 ~ 2mg
作用时间	中效，10 ~ 24 小时
药物优势	作用时间长，主要适用于睡眠维持困难及早醒的患者
注意事项	有肌肉松弛副反应，谨防摔伤。次日有药物残留效应，导致日间困倦、注意力不集中等

阿普唑仑（又名：佳乐定）	
常用剂量	0.2 ~ 0.8mg
作用时间	中效，12 ~ 18 小时
药物优势	作用时间长，主要适用于睡眠维持困难的患者
注意事项	有肌肉松弛副反应，谨防摔伤。次日有药物残留效应，导致日间困倦、注意力不集中等

地西泮（又名：安定）	
常用剂量	2.5 ~ 10mg
作用时间	长效，20 ~ 50 小时
药物优势	作用时间长，主要适用于睡眠维持困难及早醒的患者
注意事项	有肌肉松弛副反应，谨防摔伤。次日有药物残留效应，导致日间困倦、注意力不集中等

氯硝西泮（又名：氯硝安定）	
常用剂量	1 ~ 4mg
作用时间	长效，20 ~ 40 小时
药物优势	作用时间长，镇静作用强，主要适用于入睡困难、睡眠维持困难及早醒的患者
注意事项	有非常明显的肌肉松弛副反应，谨防摔伤；次日有药物残留效应，导致日间困倦、注意力不集中等

3. 褪黑素受体激动剂

雷美替胺（国内尚无此药）	
常用剂量	8mg
作用时间	短效，1 ~ 3 小时
药物优势	适用于入睡困难患者。无成瘾性
注意事项	肝功能障碍患者禁用

4. 有镇静催眠作用的抗抑郁药

米氮平（商品名：瑞美隆）	
常用剂量	7.5 ~ 30mg
作用时间	长效，20 ~ 30 小时
药物优势	对伴有焦虑、抑郁的失眠患者为首选。可以增加深睡眠。无成瘾性
注意事项	刚开始服药时容易出现头晕反应。常导致体重增加、下肢不宁综合征等。罕见白细胞减少。需要小剂量起始，缓慢增加剂量

曲唑酮（商品名：美时玉）	
常用剂量	25 ~ 100mg
作用时间	短效，5 ~ 9 小时
药物优势	对抗抑郁药导致的失眠患者为首选。可以增加深睡眠。无成瘾性
注意事项	刚开始服药时容易出现头晕反应。常导致口干、便秘。罕见阴茎异常勃起。需要小剂量起始，缓慢增加剂量

多塞平	
常用剂量	3 ~ 6mg
作用时间	中效，8 ~ 15 小时
药物优势	可以增加深睡眠。无成瘾性
注意事项	服药期间需监测心电图变化

01	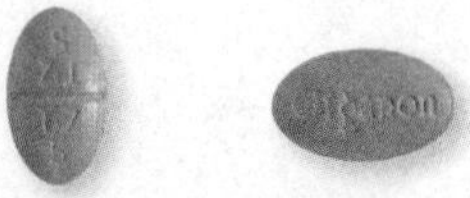 通用药名：米氮平 商品名：瑞美隆 p.74
02	通用药名：喹硫平 商品名：思瑞康 p.79
03	通用药名：利培酮 商品名：维思通 p.79
04	通用药名：曲唑酮 商品名：美时玉 p.74

05		通用药名：佐匹克隆 商品名：三辰 p.71
06		通用药名：唑吡坦 商品名：思诺思 p.71
07		通用药名：扎来普隆 商品名：曲宁 p.71
08		通用药名：阿普唑仑 又名：佳乐定 p.73
09		通用药名：地西泮 又名：安定 p.73
10		通用药名：奥氮平 商品名：再普乐 p.79

11		通用药名：奥沙西泮 商品名：优菲 p.72
12		通用药名：艾司唑仑 又名：舒乐安定 p.72
13	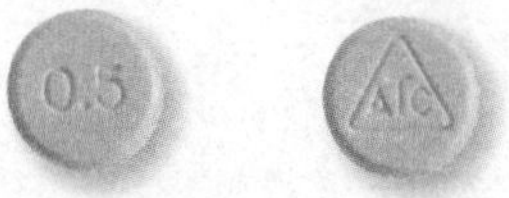	通用药名：劳拉西泮 商品名：罗拉 p.72
14	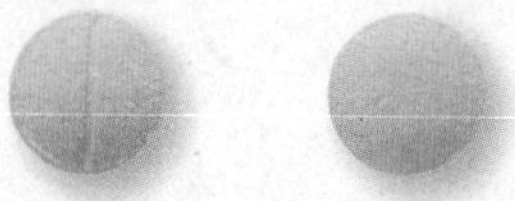	通用药名：右佐匹克隆 商品名：文飞 p.71
15	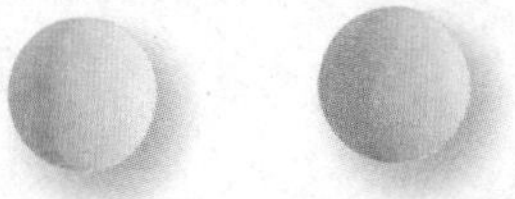	通用药名：多塞平 p.74
16	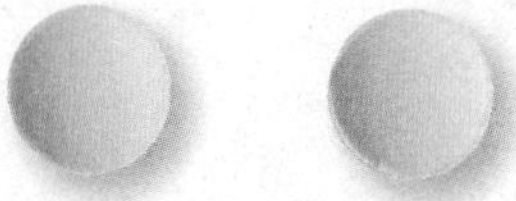	通用药名：氯硝西泮 又名：氯硝安定 p.73

（药物摄影：刘小柱）

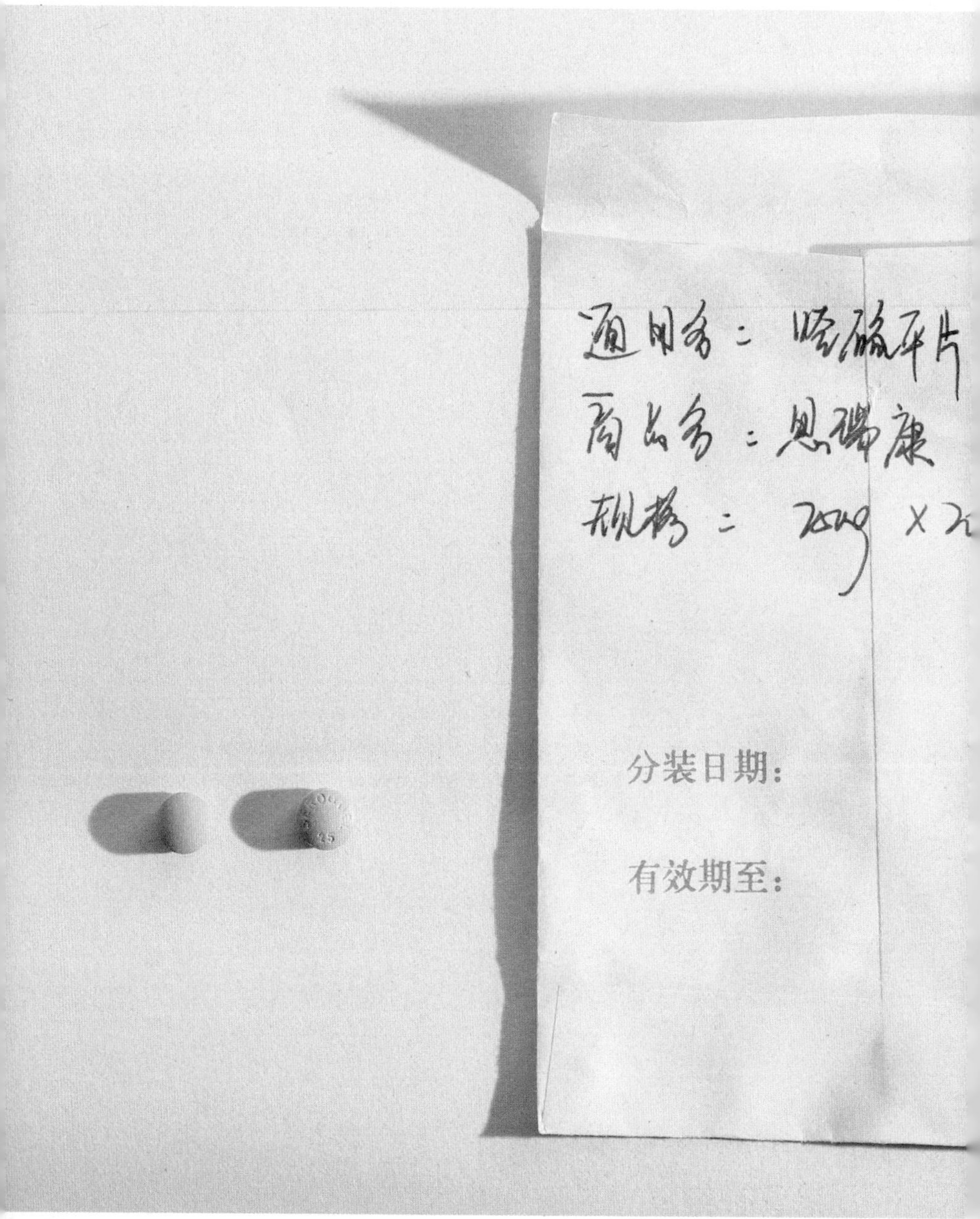
通用名：喹硫平片
商品名：思瑞康
分装日期：
有效期至：

5. 抗精神病药

奥氮平（商品名：再普乐）	
常用剂量	2.5 ~ 10mg
作用时间	长效，21 ~ 54 小时
药物优势	适用于“主观性失眠”患者。无成瘾性
注意事项	容易增加体重。日间过度镇静。升高血糖、血脂等。需要小剂量起始，缓慢增加剂量。不作为失眠治疗的常规用药

喹硫平（商品名：思瑞康）	
常用剂量	12.5 ~ 25mg
作用时间	短效，6 ~ 7 小时
药物优势	无成瘾性
注意事项	可以导致体位性低血压，服药期间应避免突然改变体位。常引起下肢不宁综合征。罕见导致甲状腺功能低下。需要小剂量起始，缓慢增加剂量。不作为失眠治疗的常规用药

利培酮（商品名：维思通）	
常用剂量	0.5 ~ 2mg
作用时间	长效，20 ~ 24 小时
药物优势	适用于“主观性失眠”患者。无成瘾性
注意事项	常常导致泌乳素升高，可能出现泌乳、闭经等。容易引起迟发性运动障碍。需要小剂量起始，缓慢增加剂量。不作为失眠治疗的常规用药

十、常见问题

关于助眠药物的使用，在多年的临床实践中，我经常要解答来自患者的形形色色的疑问，现在把其中的常见问题整理出来，帮大家减少误解。

Q

服用助眠药物期间，可以开车吗？

A

助眠药物可能影响司机的反应速度，延长刹车时间，从而增加交通意外的风险。因此，服用助眠药物期间不建议开车。

Q

服用助眠药物期间，可以饮酒吗？

A

不可以！

大多数助眠药物会和酒精相互作用，明显增加药物副反应，严重时甚至会导致人死亡。

Q

助眠药物对胎儿有影响吗？

A

根据美国食品药品监督管理局设定的孕期药物安全等级，A 类、B 类药物对胎儿无明显影响，C 类有些影响，D 类和 X 类有明显影响。目前助眠药物大部分属于 C 类和 D 类。C 类助眠药有：唑吡坦、佐匹克隆、曲唑酮、米氮平等；D 类助眠药有：劳拉西泮、奥沙西泮、阿普唑仑、氯硝西泮、地西泮等；X 类助眠药有：艾司唑仑、三唑仑、氟西泮等。

Q

什么时候服用助眠药物为好？

A

助眠药物一般起效比较快，临睡前 10～20 分钟服用即可。

常见问题

Q 助眠药物可以和中药一起服用吗？

A 助眠药物一般和中药没有冲突。如果担心药物相互作用，可以将两者间隔一段时间服用。

Q 可以突然停掉助眠药物吗？

A 尽量避免突然停药。大部分助眠药物有撤药反应，突然停药会导致失眠反弹，严重者还会出现癫痫发作等严重戒断症状。

Q 服用助眠药物期间，可以饮茶或咖啡吗？

A 不建议饮茶或咖啡。因为茶和咖啡为兴奋性饮料，容易加重失眠。如果一定要饮茶或咖啡，建议在中午 12 点之前饮用。当然，能不饮最好。

Q 使用助眠药物期间，需要定期做化验或检查吗？

A 需要。虽然现在常用的助眠药物相对安全，但应定期查血常规、血生化、甲状腺功能、心电图等项目，以便及早发现可能的副反应。

Q 吸烟会影响助眠药物的效果吗？

A 首先，吸烟可以降低部分助眠药物的浓度，从而影响药效；其次，吸烟会导致睡眠时间减少，尤其是深睡眠时间减少，从而影响睡眠质量；最后，吸烟会增加睡眠呼吸暂停的风险，导致夜间缺氧，从而影响睡眠以及身体健康。

No.04

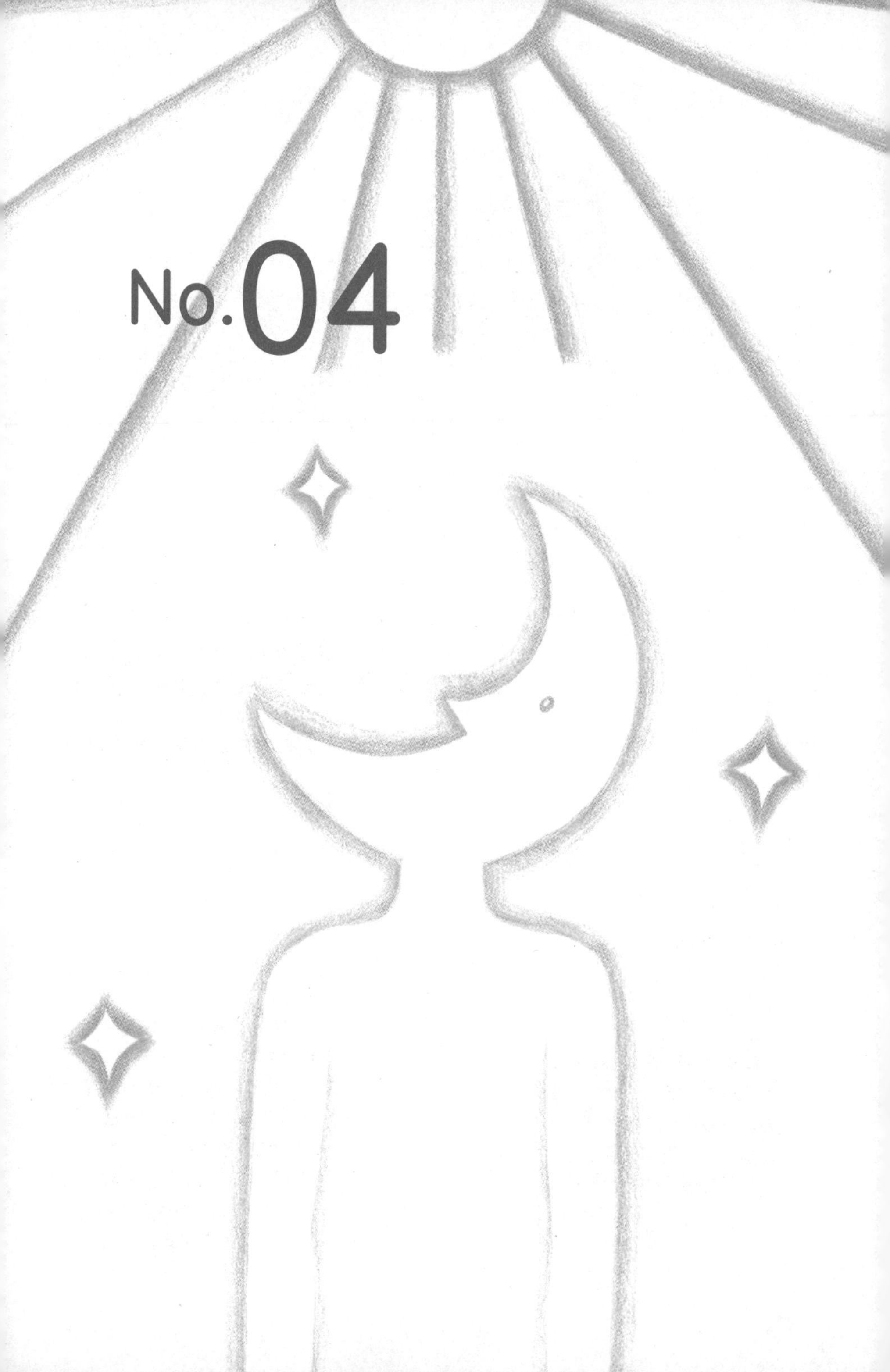

理 心→

透视你的心、身、灵

不纠结过去，不恐惧明天

失眠，

往往不只是身体出现睡眠障碍这么简单，

也可能源于你的心理系统——思维、情绪、

身体、潜意识、真我，

与现实冲突后产生的执念、压力或不适应性。

像剥洋葱一样透视、调理好这个“心、身、

灵”系统，

找到失眠的深层诱因，

就有可能从根本上摆脱它。

一、层层剥开心理“洋葱”

想要从“心”根治失眠，需要首先了解人的心理结构。

人的心理活动主要有五个方面的内容，也就是心理结构的五个层次，分别为：思维、情绪、身体、潜意识和真我。

☺ 思维，是指我们大脑里的想法、念头、推理、判断等。这是我们心理活动最表层的内容；

☺ 情绪，是指我们内心的感受；

☺ 身体，主要指我们身体的感受；

☺ 潜意识，是我们平时无法觉察到的，但它又能控制着我们大部分的心理活动。梦是通往潜意识的大门，催眠也可以帮助进入潜意识；

☺ 真我，目前心理学上还没有一个确切的定义。如果用一个通俗的解释的话，或许“灵魂”更能代表真我的含义。

这五个层次合在一起，其实就是我们整个的“心、身、灵”。

心理结构的五个层次，逐层递进。最外面的是思维，再往里是情绪，再往里是身体，再往里是潜意识，最深层次的就是真我。对于普通人而言，越往里的心理活动层次就越能够表达真实的自己，越往外的心理活动层次就越远离真我。

比如，最外层的心理活动是思维，也就是我们的想法、念头，其实是离真我最远的。我们可以想一想：脑子里那么多的观念，有多少真正是自己的呢？——绝大多数都不是我们自己产生的，而是被外界环境输入进去的。你从小到大所经历的人、事、文化等，都在为你输入观念。

这样形成的思维其实是最容易“不靠谱”的，因为很可能偏离了真心。举例来说，你从小到大的经历里，可能经常听到周围人说“有钱才幸福”。这是外界环境的信息输入到你思维里面的结果。其实你本心里并不太在意钱，只是被这个外来的信条驱使而努力挣钱。等你挣到很多钱，也许发现有想不到的无奈，也不一定幸福。

比起思维来，情绪更接近你的内心。人的爱恨情愁、喜怒哀乐，更接近真我。举例来说，如果上司让你周末加班做件你本职工作以外的事，你的思维可能很快让你答应下来，因为在你的思维信念里面，下属应该听领导的话。但你的情绪不会欺骗你。听到领导下达的任务后，你内心的感受可能是不情愿、讨厌或者委屈等。虽然内心感受更接近真我，但我们的思维往往比内心感受更强大，会压抑住我们的情绪感受，不让它表达出来，这样就容易导致出现心理问题。心理治疗怎么进行呢？其中一个方法就是透过思维的屏障，找到你内心压抑的情绪，并把那个情绪释放出来。

我在病房查房的时候，经常问患者：“这个事给你带来的感受是什么？你的心情是什么？”我为什么不是问“这个事你怎么判断呀”？你去判断它，其实还是在思维层面工作，那可能都是假象。

比情绪感受更深一层次的心理活动是我们身体的感觉。你的身体“会说话”，非常神奇。大家可以慢慢去体会、聆听身体的声音。比如见到一个人，你感到“毛骨悚然”。“毛骨悚然”就是身体发出的“声音”。但因为身体发出的“声音”比较微弱，经常被我们忽视，所以一般人很难听到身体的声音。但对于我们精神科医生或者心理治疗师，必须敏锐捕捉自己的身体感觉，因为通过这样做，不仅能听到真我的声音，还可以捕捉到患者或来访者的真实感受。

比身体更深一层次的心理活动就是潜意识。潜意识就像海平面以下的冰山，平时觉察不到，但又控制着我们 90% 以上的心理及身体活动。了解它主要有两个途径：梦和催眠。梦是我们进入潜意识的大门。心理治疗的鼻祖、奥地利心理学家西格蒙德·弗洛伊德就把梦的解析作为精神分析心理治疗最重要的方法之一。梦往往是潜意识冲突的呈现，尤其是重复做的梦或带有明显情感色彩的梦，都值得记下来和心理治疗师讨论。另外一个进入潜意识的途径是催眠。催眠，不是让人进入睡眠，而是通过一些诱导，让人进入与当前意识状态不同的一种意识状态，即“催眠状态”。在催眠状态下，人的意识是清醒的，催眠治疗师可以对其进行多种心理干预，如处理潜意识创伤、促进心理成长等。每个人都可以进行自我催眠，甚至利用它治疗失眠，这会在“用催眠化解冲突”一节中详细介绍。

透过潜意识以后，进入最深层次的心理活动是真我。关于真我，现在的心理学研究不多，也没有明确的定义，但很多哲学或宗教对它有非常多的阐述，我们会在“到达真我寂静之境”一节中详细讨论。本节中，我们可以对寻找真我的方法做个简单介绍，那就是通过觉知，突破思维到达情绪，再到身体，最后透过潜意识见到真我。

觉知，是寻找真我最重要的一个方法。前面为大家介绍的正念呼吸练习，其实就是培育觉知力。觉知呼吸是培养觉知力的第一步。等到呼吸的觉知力提高了，接下来就可以分别觉知思维、情绪和身体感受了。然后，通过自我催眠，让潜意识上升到意识层面进行觉知。如果能对真我之外的四个层次的心理活动都能保持觉知，心如明镜一般，就可以照见真我。

背景知识

心理学家弗洛伊德

西格蒙德·弗洛伊德（Sigmund Freud，1856—1939），奥地利心理学家，曾就读于维也纳大学医学院，获医学博士学位。早期从事催眠治疗，后创立精神分析法。他把人的心理分为意识和无意识，认为存在于无意识中的性本能是支配个人命运和社会发展的力量。他又把人格区分为自我、本我、超我三部分。其主要著作有《梦的解析》《精神分析引论》等。

二、思维，不一定就对

思维，是指我们大脑里的想法、念头、推理、判断等，是我们最外层、最远离真我的心理活动。但很多人往往认为自己的想法、念头是“我的”，是“对的”。仔细想想，真的是这样吗？

你有一个念头出来以后，可以问一下自己：“这个念头，之前听谁说过呢？在哪儿看到过呢？”你会发现你的每一个念头也许都可以找到源头。有的可能来自小时候的培养者，如父母、祖父母等；有的可能来自文化宣传或教育。所以，你的很多想法不一定是你自己的，对此要有清醒的认识。

再想一想：你的想法就是对的吗？

很多人把某个想法当作真理，以为完全没有别的可能性，这就是信念。其实很多的信念都容易偏激，陷入“非黑即白”的绝对化思维。这都是固有的思维定式，也就是思维规则所导致的判断偏倚。如何找到你的思维规则呢？你言语里面带有“应该”“必须”字眼的，或者用这种句式来表达“当……，才会……”，就是你的思维规则了。

先拿睡眠举例子。很多失眠者说：“我应该睡 8 小时。”这句话里面有“应该”，提示这是失眠者的思维规则或执着的信念。那这个思维规则来自哪里呢？是你自己想到的吗？仔细想一想，就会发现它来自电视节目、报纸、书本或者周围人的说法。从睡眠科学角度来讲，“应该睡 8 小时”就是一个错误的观念，因为它忽略了个体之间的差异性和个体的时空差异性。睡眠就像吃饭一样，有的人天生饭量大，睡眠需求大，可能要睡 10 小时；而有的人天生饭量小，睡眠需求小，可能睡 5 ～ 6 小时就足够了。非让睡眠需求少的人睡够 8 小时，就好比让饭量小的人强忍着多吃两个馒头一样难受。而且随着年龄增长，人们的睡眠需求会自然减少。年轻时需要睡 8 小时，中年时可能减少到 6 ～ 7 小时，老年时可能只能睡 4 ～ 5 小时。失眠者之所以失眠，很重要的一个原因就是执着于一些不正确的信念。

再拿教育举例。家长或老师在教育孩子时经常说："当你学习好了，长大以后才会有出息。"这句话使用了"当……，才会……"的句子结构，提示是一个思维定式或思维规则。现在很多家长、老师把这句话奉为真理，逼着学生拼命学习，结果导致很多学生出现心理问题。我诊治过一个 12 岁正上小学的女孩，月考没考好就在学校里闹自杀，因为父母过分在意成绩，对她施加了很大压力。实际上我们都知道，世界上并不缺乏成绩普通但成就伟大的人士。

对失眠者来说，其实最大的一个思维误区就是认为"睡觉才是休息"，认为人要是不睡觉就会死。大家之所以害怕失眠，有时不就是因为这个错误的信念吗？只要我们执着于"睡觉才是休息"，就会导致失眠时的恐惧与烦躁愈增，反而加重失眠。除睡眠以外，还有很多方法可以让人得到休息。本书第二部分"行动"中介绍的正念呼吸练习，就是非常好的休息方法。睡不着时，起来做正念呼吸练习就可以，可以部分替代睡眠。没有了对失眠的恐惧，人自然就放松了，放松以后睡眠自然也会改善。

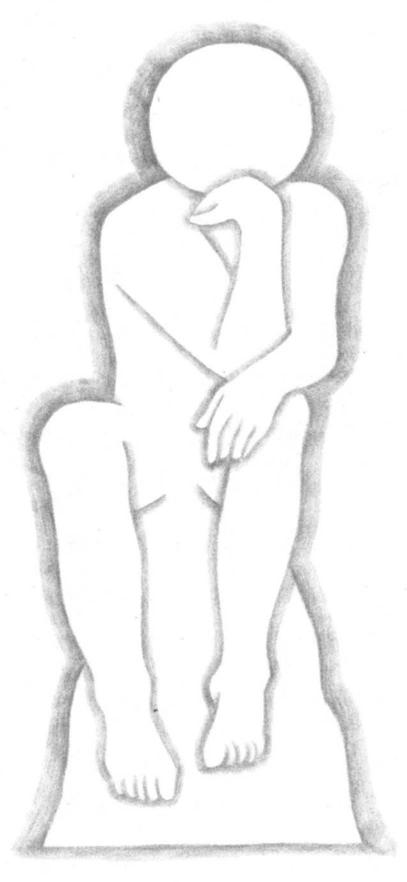

对失眠的恐惧里其实隐藏着对死亡的恐惧。而对人生来说，最大的思维误区往往就是对生死的分别心。正因为人们对死亡恐惧、对生存贪婪，导致人生诸多的烦恼。这可能与我们缺少死亡教育有关。从小我们一直听着“人死了就什么都没有了”这样的观点，当然就会恐惧死亡。其实生和死又有什么分别呢？道家学派的代表人物庄子便抱持一种生则乐生，死则乐死，安顺自然的态度，认为“死也生之始”。庄子正是因为没有了生和死的分别心，才能“逍遥游”。

三、做个情绪“拆弹”专家

曾经，我接诊过一个失眠的初中女生，她因为期中考试成绩没有达到父亲的期望被批评了，委屈难过地哭了一夜后就开始连续失眠。这就是情绪“炸弹”的副作用。

情绪，是指我们内心的感受。爱、恨、情、愁，喜、怒、哀、乐，都是对情绪的描写。比起思维来，情绪更加接近人的内心，对身心健康的影响更大。情绪本身就是一股能量。这个能量如果不释放出来，就像“炸弹”一样，会有爆炸危险。如果把“情绪炸弹”拆除，身心就安全了。所以我们一定要适时地把情绪，尤其是负面情绪释放出来，否则容易导致很多问题。中国传统医学认为情绪可以导致脏器损害，如：怒伤肝，喜伤心，思伤脾，悲伤肺，恐伤肾。现代心理学研究则认为，情绪的压抑可以表现为躯体化或者攻击性。

躯体化表现为各种躯体不适症状，最常见的是疼痛，而使用现有的各种医学检查都查不出明确的器质性原因。

攻击性常表现在对自己的攻击或者对外界的攻击。对自己的攻击可以是身体上的，如划伤皮肤、以头撞墙等；也可以是心理上的自我攻击，如无力感、无望感、自责等，严重的会发展为抑郁症。对外界的攻击形式更多，如批评、谩骂、抱怨、打架等。比如现在常见的“路怒症”。别人开车变道时，没有开转向灯，“路怒症”的人就受不了，非要超车到人家前面猛踩刹车，把人家逼停。这就是因为长时间的情绪压抑，没地方释放，借机发泄出来。

那我们应如何管理自己的情绪呢？主要可以从“觉知”“表达”“不住”“破执”“无别”等五个方面努力。

1. 觉知

管理情绪就像《孙子兵法》所讲的那样，首先要做到“知己知彼”，才能“百战不殆”。首先要知道“敌人”是谁，才能去跟他打仗。你必须知道你的情绪，才可以去管理。但很多人平时觉知不到自己的情绪怎么办？那就借助正念呼吸练习。在正念呼吸练习时，人的内心比较安静，这时候容易听到内心的声音。用心细细去感受自己的情绪，感受到以后，对情绪进行命名，是愤怒、委屈、悲伤，还是恐惧？一旦感受到并对情绪进行了命名，就对它有了觉知。

2. 表达

觉知到情绪以后，要学会表达出来，也就是释放情绪。主要有四个途径：向当事人表达，向他人表达，向环境表达，向自我表达。

（1）向当事人表达

谁让你产生了这个情绪，你就对他说出来。尤其是在家庭关系里面，比如夫妻关系、亲子关系，鼓励大家把自己真实的情绪感受说出来。如果平时不表达，堆积之后就会大爆发，后果就会很严重。很多夫妻之所以离婚，就是平时没有很好地进行情感沟通。表达的方式应该以“我”开头，而不是以“你”开头。可以说“我感觉很委屈”，而不是说“你让我感到委屈”。以“你”开头，容易让对方感受到指责，从而影响后续的沟通。作为父母，我们也要鼓励孩子说出自己真实的感受，允许子女说“不”。我们现在的子女教育大多是“听话教育”，很多时候，要求孩子“听话”就是在压抑他们的情绪，容易导致孩子出现很多心理问题。

（2）向他人表达

如果不方便向当事人表达，可以采用向他人表达的方式。比如我们在单位受到领导的批评，很委屈、愤怒，但又不能向领导说出来，这时候就可以找家人、朋友诉说出来。从心理学角度讲，如果把痛苦告诉你的朋友，你的痛苦就能减少一半。如果你家人、朋友里面没有这样的倾诉对象怎么办？那可以去找心理治疗师。心理治疗起效的一个重要的因素，就是治疗师帮助来访者表达了压抑的情绪。

（3）向环境表达

最常用的向环境表达的方式是运动、呐喊等方法。当心情不好

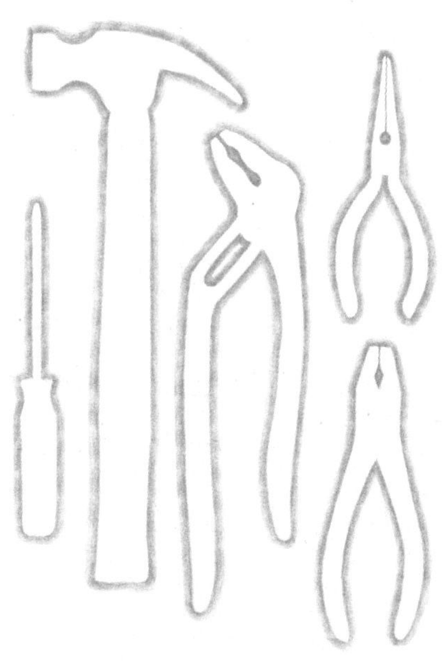

时，做一些运动，出点汗，会让人感到畅快淋漓、身心轻松。“喊山”“喊海”等方式，都可以释放内心压抑的情绪。有些地方有“宣泄室”，可以在里面尽情踢打喊叫，也是不错的向环境表达情绪的方式。

（4）向自我表达

向自我表达就是自己看到自己的情绪，也就是我们前面提到的觉知情绪的过程。觉知本身，就是一种情绪的表达。觉知力提高以后，可以时刻看到自己的情绪。如果在情绪刚开始起来的时候就能觉察，情绪就不会继续恶化，也就是人们所说的“不怕情起，就怕觉迟”。觉察太迟钝，容易导致更严重的情绪爆发。一滴水，任何人都可以挡得住，当一滴水变成一江水，人就挡不住了，情绪的洪水就会泛滥成灾。

其实，情绪本身是没有好坏之分的，重要的是它有没有被看到。情绪好比是一股能量，当能量发射出去以后，被对方看到、接纳了，这个能量就是“白色能量”；如果你发出的能量对方看不到，或者看到后不接纳，这个能量就是“黑色能量”。我们在与人相处时，有一个非常重要的沟通技巧就是“共情”，也就是看到对方的情绪。你看到了对方的情绪，并能保持接纳，就是最好的礼物。所以，心理学上经常讲“看见就是爱”“抱持就会变”，就是说我们要学会看见、接纳别人发射过来的那股情绪能量。抱持就是接纳的意思，一旦能量被接纳了，“黑色能量”就自动变成“白色能量”，也就是“抱持就会变”的道理。

3. 不住

不住就是不执着。觉知到情绪以后，不要执着在情绪上面不放，就好比看着一条河里的水一样，河水来了它又流走了。我们的情绪也是这样，没有一个情绪能够一直存在，它就像河水一样流过来又流走了。如果它流不走，那最主要的原因是你和情绪较劲。对于情绪，可以采取“八字方针”——“不迎、不随、不拒、不抗”，让它“流”走。意思是：情绪来的时候，不迎接它；情绪走的时候，不跟随它；不拒绝情绪来；情绪来了也不和它抗争。

4. 破执

破执，就是破除思维的执着。我们在“思维，不一定就对”一节里提到过，我们会坚持一些不合理的思维规则、信条等，并把它们当成“真理”信奉。从认知心理学角度来看，导致我们情绪反应的往往不是事情本身，而是我们对事情的认知态度。这就是认知心理学的“ABC 原理”——A 是事件，B 是信念、想法，C 是结果。A 事件不会直接导致 C 结果，而是因为 B 信念决定了 C 结果。

举个例子，假设你一个人在家里待着，突然家里的门“咣当”响了一声。这是事件 A。这个事件会导致你什么样的反应呢？起决定作用的是你如何看这个响声，也就是你的想法 B 在起作用。如果你的想法 B 是有小偷进家里了，你的结果 C 可能是害怕、紧张；如果你的想法 B 是认为风吹动了门才导致响声，你的结果 C 可能并没有情绪波动。

所以决定你反应的，是你的思维规则、想法、信念等。如果你能够找到思维规则并打破它，那你的情绪反应也就自然改变了。如何找呢？第一，凡是你观念当中含有“应该”“必须”等词汇的时候，基本上都是你的思维规则。失眠者经常持有的关于睡眠的思维规则有“应该睡 8 小时”，“应该沾枕头就睡着”，“应该一觉到天亮”。第二，“当……，才……”的句式结构，也提示着思维规则的存在，比如“当有钱了，我才幸福”“当学习成绩好了，才会有幸福的人生”。

5. 无别

无别，也就是没有分别心。我国明代哲学家王阳明有著名的“四句教”：“无善无恶心之体，有善有恶意之动，知善知恶是良知，为善去恶是格物。”首先指出人心的本体没有善恶，也就是没有分别心。践行“格物致知”，其实就是让人回到没有分别心的“心之体”。我们之所以失眠了痛苦，是因为你认为睡了就是休息，醒着就是消耗。但其实睡眠是休息，正念呼吸也是休息，能睡着就睡，睡不着就做正念呼吸，内心就不再纠结了。

四、听听身体说什么

身体的声音，是指我们身体的感受。身体的感觉更接近真我，更忠诚于真我。我们要学会聆听身体的声音。

我们的身体会有“声音”吗？人们往往认为只有嘴巴才会说话，其实我们的身体也一样会说话。平时因为我们太忙、静不下来，所以很少有机会聆听我们身体的语言。本书第二部分“行动”中所介绍的身体扫描练习，就是让大家去关注身体的每一个部位，去感受每一个部位的感觉。当你感受到了身体的感觉，就是听到了身体的声音。

在“做个情绪‘拆弹’专家”一节内容中，我们介绍了情绪压抑会导致躯体化症状。而通过本书第二部分“行动”介绍过的身体扫描练习，我们可以觉知到身体的感觉，并保持接纳的态度，躯体化的症状就可以缓解。接纳的态度，就是允许身体有不舒服存在，不要刻意去消除它。身体扫描起效的两个根本因素就是觉知和接纳，一旦我们对身体保持了觉知和接纳，就启动了身体的自我修复功能，身体的不适症状就会慢慢减轻甚至消失。

当我们可以敏锐地感受到自己身体发出的“声音”，就可以用自己的身体去感受别人身体所发出的信息。精神科医生或者心理治疗师，除了用两只眼睛观察以外，自己的身体可以作为第三只眼睛，去感受患者的身体语言。我每次查房或者为患者做心理治疗的时候，都会时刻关注自己身体的感受。有一次我查房时，感受到自己腰疼，于是问患者是否有腰疼的问题。患者很惊讶地说她确实腰疼。后来我教她做身体扫描练习，尤其是在腰部疼痛的地方多扫描一下。她做了一段时间，腰疼竟然神奇消失了。不是精神科医生或者心理治疗师，也可以尝试去感受别人身体的感受。如果你能捕捉到别人的身体感受，和对方就容易建立起融洽的关系。为什么会这样呢？心理学称此为“共振”。

我的孩子小的时候，他和我玩得最开心的一个游戏就是“模仿”。他做什么动作，我就模仿他什么动作。我一学他，他就哈哈笑。这就是人在发育过程当中，要寻找的“主客体关系”。孩子作为“主体”，要去找另外一个人作为“客体”。主体通过客体来看到自己。客体就好比是主体的一面镜子。人小的时候如果没有一个很好的客体给自己反馈，这个主体往往看不到自己。所以，主体永远在寻找一个客体，我一直在寻找一个你，就是希望透过你的眼睛来看到我自己。这就是心理学上的“共振”。如果你能够感受到对方的感受，你就和他产生了“共振”。

以心理治疗大师米尔顿·艾瑞克森为例。艾瑞克森是催眠治疗

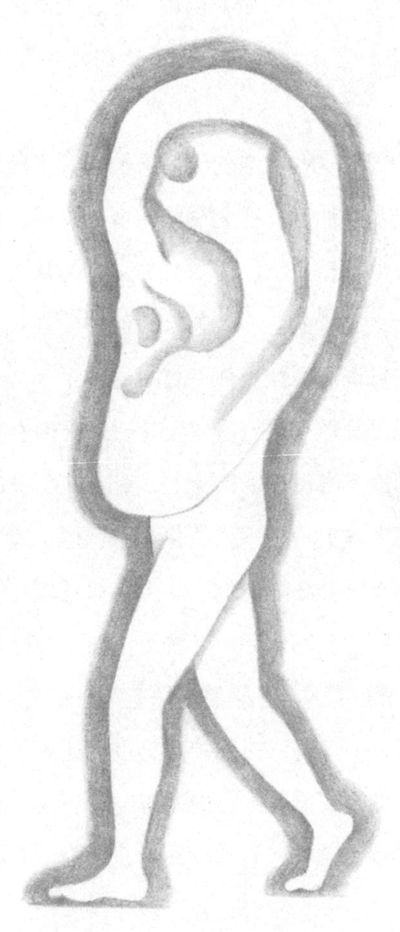

的鼻祖。他本人患小儿麻痹症，还是色盲、音盲患者，看颜色只能看到紫色，听不到声音的节律。有一天他经过一个教堂，看到好多人在那儿唱歌。他听不到那个音乐的节律，但他看到唱歌的人都很开心。这是为什么呢？仔细研究以后，他发现了“共振”的秘密。正是“音盲”这个先天性缺陷，帮助艾瑞克森发现了这个心理学原理。

艾瑞克森发现，这些唱歌的人非常愉快，是因为他们呼吸的频率是一样的，因为他们身体产生了“共振”，所以在一起玩得特别开心。我们也可以尝试一下，比如，你尝试和某人有同样的呼吸频率，是否容易建立起好的关系。如果你能感受到对方的身体感受，发生“共振”，也许更能拉近你们之间的关系。

我们可以通过身体来进行心理治疗。以前的心理治疗，重点都放在思维、情感以及潜意识的治疗上，而忽视了身体对于心理治疗的作用。现在有人提出一个学说，称为“身体心理学”。我给大家举几个通过身体来改变心理的例子。当你遇到伤心的事，是不是很容易哭？哭完以后你会感觉舒服一些，你通过身体流眼泪，缓解了心理的痛苦。微笑也是这样。我们都知道人心情高兴的时候会微笑，其实反过来时也是一样的，你保持微笑也会让你的心情高兴起来。好多人觉得不可思议，但其实心理学研究已经证实了这个结论。

美国罗切斯特大学临床心理学系的詹姆斯·莱尔德博士做了相关研究。他招募了一批志愿者，首先测试志愿者的心情水平，然后让他们保持微笑，微笑之后再测试他们的心情水平。结果发现微笑后的心情明显好于微笑前。这个研究结果可能被人质疑，因为微笑可能带有暗示性。所以莱尔德又重新设计试验，不告诉受试者做微笑的表情，只是让受试者通过“龇牙”“抬眉”等动作来模仿微笑时的表情。研究发现，受试者“龇牙”“抬眉”之后，心情也好了起来。这就是通过调整身体表情肌改变了心理状态。

所以，做微笑的表情可以改善人们的心情。反过来，做难过的表情，就会让人心情变差。同样，经常卧床就会让人没有精神，类似一种生病的状态。“病”这个汉字的造字方法，非常讲究。中国汉字是象形字，常有两个部分组成，一个是“义部”代表含义，一个是“声部”代表发音。“病”字的义部是“疒”。“疒”其实是一张竖立的“床”，上面代表“床头”，左侧代表“床板”和“床腿”，提示着卧床就是生病的意思。如果经常卧在床上，就会让你处在“病”中，让你感觉疲乏、倦怠、没有精神等。所以失眠者一定要改掉赖床的习惯。

背景知识

心理治疗大师米尔顿 · 艾瑞克森

米尔顿 · 艾瑞克森（Milton H. Erickson,1901—1980），生于美国内华达州，1923年开始研究古催眠术，被喻为“现代催眠之父”，也是美国临床催眠学会的创办人，他帮助催眠术在严肃学术领域取得了合法地位。

五、穿透潜意识

“潜意识”是由奥地利心理学家弗洛伊德最先提出的。我们平时无法觉察到潜意识，但它又控制着我们大部分的心理活动。意识和潜意识就像是一座冰山，意识是浮出水面的部分，潜意识是藏在水下的部分，藏在水下的冰山部分约占 90%。

弗洛伊德认为，心理治疗就是将潜意识的内容意识化。潜意识是个人在成长历史中形成的，蕴藏着人本身的生命力。人本身的生命力主要是“生本能”，就是维持人类生存和发展的根本动力。按照目前的心理学研究，人有三种根本动力，即性、攻击性和自恋。性是维系人类发展的动力，攻击性是维系人类生存的动力。自恋对于维系生存和发展都非常重要。而且，性和攻击性的动力，也是自恋动力演化的结果。由此可见，自恋可能是人心理最重要的动力。

关于自恋，毕业于北京大学心理学系的心理学家武志红有着深入的研究。他曾在著述中提出过“全能自恋”的概念，引人深思。

什么是自恋？就是认为自己是对的，认为自己比别人强。刚出生时的婴儿，处于“全能自恋”的状态，即认为自己是无所不能的掌控者，自己一动念头甚至可以毁灭整个世界。随着人心智的成熟，“自己是掌控者”的“全能自恋”会慢慢发展为“健康自恋”，人们逐渐意识到自己不是可以掌控一切的世界主人。人长大后，如果还活在“全能自恋”之中，就会导致各种各样的精神心理问题。最典型的就是“自恋性暴怒”，表现为：如果外部世界不按自己的意

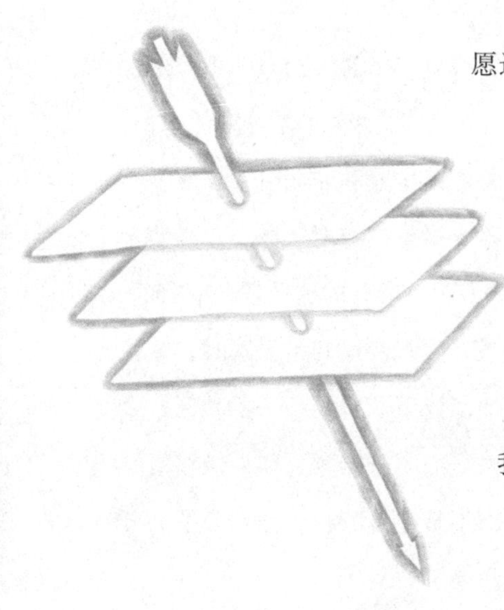

愿运转，“全能自恋”的“掌控者”就会变成“魔”，恨不得毁掉整个世界。

成年以后，如果还活在“全能自恋”和“自恋性暴怒”中，就表示心理发育水平处于很低的状态。这种人完全活在自我的世界中，意识不到别人和自己一样是平等、独立的存在，也意识不到人无法掌控一切。当我们试图掌控一切时，其实就是“全能自恋”的一个表现。

有些失眠者，也活在“全能自恋”的幻象中。其实，睡眠和体温、脉搏、血压等生理现象一样，都不受人自主的控制。但很多人以为自己是“睡神”，非要控制自己的睡眠，比如：一定要睡 8 小时、一定要有深睡眠、一定要很快入睡、一定要一觉到天亮……当人试图控制自己的睡眠时，却发现根本控制不了。这种失控感，就会刺痛“全能自恋”的敏感神经，让失眠者烦躁不安，严重者甚至痛不欲生。当我们逐渐意识到自己不是“睡神”时，就不再试图控制睡眠，而是顺其自然，抱着“爱睡不睡”的心态，睡眠反而自动改善。

人在成长过程中，逐渐发现自己不是无所不能时，会努力到外界寻找一个无所不能的对象。这就是人从“自恋”到“依恋”的发展过程。但在这个发展过程中，人们经常误入歧途，走了极端，把本来并非全能的对象当成掌控者，我称其为“全能依恋”。

很多拜金主义者，把金钱当成了可以“依恋”的万能者。当他们发现金钱并不是万能时，就彻底陷入崩溃；恋爱、婚姻中的人们，发现他们的“男神”或者“女神”并不是全能和完美时，就对爱情彻底绝望；教育子女时，父母发现孩子不是“神童”时，总是愤怒地拿“别人家的孩子”来伤害子女的心灵。所有的这些烦恼、痛苦，源自把并非万能的对象当成了万能者。失眠者最开始失眠时，往往受到一些事情的刺激，比如夫妻吵架、同事矛盾、亲子不和等。之所以受刺激，就是因为错误地把别人当成了万能者。如果能够清醒地认识到，人就是人，别人和自己都不是完美的，我们就多了一分理解和包容，人际关系也就越来越和谐了。

根据潜意识理论，我们对失眠者进行深入分析，不难发现失眠背后的两个根本原因：一，试图去掌控一切的“全能自恋”；二，把别人或外物当作完美对象的“全能依恋”。如果我们潜意识里面持有这两种不合理的信念，必然会遭遇无穷的挫折与烦恼，从而导致失眠。

六、记下你的梦

潜意识平时是无法被觉察的。如何才能了解自己的潜意识呢？梦，是大多数人触碰潜意识最方便的途径。只要做梦，你就有机会了解自己的潜意识，而大部分人都会做梦。按照现代睡眠医学观点，梦多发生在快速眼动期睡眠（REM 期）。正常人每夜快速眼动期睡眠占整夜睡眠的 20%～25%，也就是说人每晚大约有四分之一的时间在做梦。很多人说自己没有梦，其实只是没有记住做的梦而已。还有些失眠患者，感觉一夜都在做梦，这从睡眠生理的角度来看是不可能的，其实只是患者记住的梦比较多而已。

很多失眠者经常有多梦体验，梦往往揭示着失眠的根本原因。通过对梦的分析，我们一旦觉知了失眠的病因，失眠自然就改善了。要想对梦进行分析，首先要记住梦才可以！弗洛伊德的方法值得我们学习：睡觉前在床旁放一个本子、一支笔。我们从梦中醒过来以后，先要保持身体不动，最好是任何一个小动作都没有，然后把梦的细节回顾一遍，把能记住的写到本子上；也可以用手机录下来，以后再整理。如果不把梦记录下来，很快就会忘记，正如苏东坡诗句的描述，“事如春梦了无痕”。

梦记下来以后，如何进行分析呢？最主要的方法是自由联想，就是找到梦的一个关键信息，然后问自己：从这个信息，我想到了什么？又想到了什么？再想到了什么？……这样不断地、自由地、毫无约束地问下去，这就是自由联想解梦法。通过这一番自由联想，潜意识里的内容逐渐浮现到意识层面。当我们能够对自由联想中的思维、情绪、身体过程都保持觉知时，这本身就是疗愈。

一般的梦，都可以通过这种方法进行自我分析。对于伴有强烈情绪反应的噩梦，更容易进行分析。因为情绪反应，就可以作为梦的关键信息。对这样的噩梦，可以先去感受梦中的所有情绪体验，然后问自己：这种感受，让我想到了什么？当时发生了什么？发生这件事的时候我的情绪是怎样的？除了这个情绪还有什么感受？……当把所有的细节和情绪感受都联想到以后，就可以再问自己：如果让一个更加成熟的自己回到这件事发生的时刻，会如何看待这件事？这就是对噩梦的自我解梦方法。

我接诊过一位36岁的男性失眠者，就是通过这种方法治愈了失眠。这位患者失眠10年，最近2年失眠明显加重。刚开始时，失眠不严重，每周有2～3晚入睡困难，而最近2年几乎每晚都出现失眠，而且睡着了就会做噩梦，总是梦到死去的人。听了患者的病情介绍后，我就好奇地问他："昨晚有没有做噩梦？"他说："也做噩梦了。"接下来我们就对他的噩梦进行了自由联想。过程如下：

医：你愿不愿意谈一谈昨晚的噩梦？

患：愿意。

医：好的。那先请你说一说昨晚的梦。

患：我梦到了老家的旧房子。

医：再具体一些。

患：梦见这个老房子非常破旧，房顶基本上长满了草，院子里也都是荒草。看到房子马上就要倒塌了，我就惊醒了。

医：在这个梦里，你的感受是什么？

患：孤独，凄凉。

医：还有什么感受？

患：思念。

医：还有什么感受？

患：害怕。

医：还有什么感受？

患：就这些。

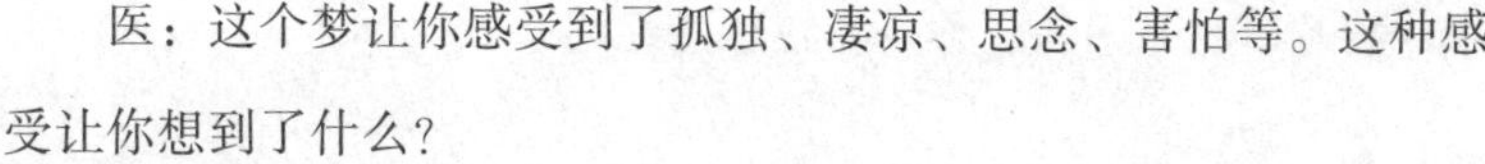

医：这个梦让你感受到了孤独、凄凉、思念、害怕等。这种感受让你想到了什么？

我问完这个问题以后，患者沉默了一会儿，眼角开始湿润，哽咽着说……

患：我妈。

医：当时发生了什么？

患：2008 年刚过完春节，我妈把能找到的药都吃了，自杀了。

她有抑郁症，心情一直不好，之前吃了很多年的药。

说完这些，患者开始放声哭泣，哭了好一阵子，慢慢恢复了平静。

医：很抱歉，让你想起了伤心事。不过，把这些压抑着的感受说出来，哭一哭，会感觉更好一些。当你听到妈妈自杀的消息时，你当时的感受是什么？

患：非常难过。是妈妈一人把我带大，爸爸在我很小的时候就去世了，妈妈这么多年很辛苦。我长大了，还没有来得及孝敬她，她就走了……

说到这里，患者又开始哭泣。一两分钟以后，患者渐渐恢复平静。

医：当时还有什么感受？

患：很想念妈妈……不舍得妈妈离开……妈妈走了，我很孤单……很害怕……

医：这个事情确实非常突然，妈妈的离开，让你感到难过、孤单、害怕，这么多年，你一直在思念妈妈……

患：嗯。

医：现在我们再回过头，重新去看这个事情，你会怎么看？

患：自从爸爸去世以后，妈妈的心情就一直很差，很煎熬，她解脱了，也是好事吧……我现在也长大了，生活、工作、家庭都挺好的，妈妈也放心了。

这次谈话以后，患者噩梦就很少了。通过行为治疗配合药物治疗，患者的睡眠也改善了。最后一次见这个患者时，他已经不再吃助眠药物。我们仔细分析这个梦不难发现，“老房子”可能代表患者的妈妈，“倒塌”可能代表妈妈的去世。患者的母亲2008年去世，距离2018年我和他的这次谈话，刚好10年。患者本人可能都没有意识到，其实是妈妈去世以后他就开始睡眠不好了。

梦，很少会直接地表达，因为潜意识要进入意识，必须改头换面才行，好骗过心理防御机制的“警察”。所以，我们不能够直接理解梦的内容。但梦里面所感受到的情绪，却是最真实的。因此，梦中的感受往往是我们解梦的关键所在。

我总结，解梦其实就是“借梦谈情，由情说事，忆事言情”这样一连串自我觉知的过程。“借梦谈情”，就是把梦境给自己带来的情绪感受都觉知出来，然后由这种感受联想到现实中发生的事情，也就是“由情说事”。回忆这件事情的经过，重点是把当时压

抑的情绪表达出来，就是“忆事言情”。一旦把压抑在潜意识里的思维、情绪等上升到意识层面，心理的创伤也就疗愈了。对经常做噩梦的失眠者来说，可以尝试进行这一番自我解梦治疗。

谈到梦，我们不得不提一部非常有名的电影——《盗梦空间》，它为我们很好地解释了梦和潜意识的关系。这部影片由克里斯托弗·诺兰导演，莱昂纳多·迪卡普里奥领衔主演。莱昂纳多在影片中饰演柯布。柯布带领的团队，不仅可以进入目标人物的梦境中盗取潜意识中的秘密，甚至可以通过梦境在目标人物潜意识中植入信念。

柯布团队接到一个新任务，目标人物是一位将要去世的大石油公司老板的独生子费舍。他是父亲的接班人，即将成为这家大公司的新老板。柯布团队的任务就是通过梦境在费舍的潜意识里面植入“将公司解散”的信念，并引导费舍采取行动。费舍即将成为公司的老板，这也是他多年来的梦想，肯定轻易不会把公司解散——这是我们在意识层面进行的分析，觉得不可能实现这个目标。但如果把这个信念在潜意识深处进行根部植入的话，就很有可能实现。

一般的植入方式很容易被费舍的潜意识卫兵发现，只有在根部植入才可以让整棵心理之树都被这个信念掌控。如何从根上植入呢？柯布发现费舍与爸爸本来关系就不好。爸爸觉得费舍不听自己的话，对费舍非常失望。费舍也感觉到自己在石油公司无论怎么努力也不可能超越爸爸、让爸爸满意，同时他很怀念童年时代很爱自己的那个爸爸。

找到了“与爸爸的关系”这个根，“根植”方案也就出炉了。柯布设计了三层梦境来骗费舍，让费舍与死去的爸爸在最深一层梦中相见，安排爸爸亲口告诉他："爸爸其实非常爱你，爸爸对你失望的原因不是'你成为不了和爸爸一样成功的人'，而是'你想和爸爸一样，效法爸爸的所为'！"费舍多年来最大的困惑终于有了答案，同时他潜意识里面也有了"将公司解散"的想法。梦醒之后，费舍真的按照"爸爸"的意思解散了公司。

由此我们可以看到，潜意识里的想法是多么可怕。就像影片刚开始时柯布所说的那样："适应性最强的寄生物是什么？细菌、病毒还是蛔虫？是想法！想法顽强无比，感染性极强。再细微的念头也会生根发芽。它能成就你，也能毁灭你。"柯布和他妻子梅尔一起探索梦境时，就是因为柯布在妻子的潜意识中植入了"你的世界不真实"这个想法，导致了梅尔跳楼自杀。看完这部电影，不禁担心：如果有一个盗贼可以在人的潜意识根部植入错误的想法，他就可以掌控我们的内心，进而掌控我们的命运！

命运，其实就是潜意识中的想法在现实中不断地流转。我治疗过一位女性失眠患者，当时她 45 岁，做服装生意很成功，资产达到好几亿。但她的婚姻却很糟糕。她经历了 3 次婚姻，每一次都让她伤痕累累。头两次婚姻，她遇到的男人都是脾气暴躁，动不动就打她，导致她遍体鳞伤。第二次离婚后，她发誓再也不结婚了。可就在 1 年前，她遇到了一个离异的生意伙伴。他性格温和，情感细腻，很会照顾人，从来没有发过脾气。这个男人甚至把"打女人的男人都是懦夫"这句话经常挂在嘴边。

这位女患者彻底被这个男人征服，于是第三次走进了婚姻。结婚半年后，这个温顺的男人竟然也动手打了她。悲剧再一次重演！

在这之后，她的失眠就加重了，甚至彻夜不眠。她始终搞不明白，为什么自己遇到的总是“渣男”？

我仔细询问了她的成长经历。她小的时候，父亲经常动手打母亲。在她 3 岁的时候，父母离婚，母亲一个人抚养她长大。在她印象中，母亲最常说的一句话是“男人都不是好东西”。经常从母亲口中说出的这句话，植入了她的潜意识当中，于是她的婚姻一次次证明“男人都不是好东西”，于是她的第三任丈夫，即使一向温和，竟然也动手打了她。

我好奇地问她，冲突那天具体发生了什么。原来是他们两个在商量晚饭去哪个餐馆吃时出现了意见分歧。女人有点歇斯底里地喊：“你是不是不喜欢我了？”男人说：“没有呀！不就是去哪里吃饭这点小事儿吗？你想太多了！”这时女人还是不依不饶，逼问：“你是不是也想打我？”男人说：“我怎么会打你呢？”女人又说：“你打呀！你要是不打，就不是男人！”这句话说出来，男人莫名其妙地就动手打了她。

不管是电影《盗梦空间》中的梅尔，还是我的这位失眠患者，都让我看到了潜意识中的想法的巨大影响力，都很好地印证了柯布所说的：“再细微的念头也会生根发芽。它能成就你，也能毁灭你。”“你的世界不真实”导致了梅尔自杀，“男人都不是好东西”导致了这个患者婚姻的不幸。

像“全能自恋”的人那样，如果潜意识里面有“我是无所不能的掌控者”这样的信念，会给我们带来什么样的后果呢？这必然会驱使着我们以自我为中心，试图去掌控一切。然而，现实世界不总是按照我们的意愿运转，如此，我们就会堕入痛苦的深渊！

试图掌控生死、长生不老的人服用了“灵丹妙药”，却中毒而亡；试图掌控股市、成为“股神”的人，却血本无归；试图掌控配偶子女、成为“家长”的人，却家庭破裂……而我们失眠的诱因，不就是想掌控的事情却掌控不了吗？失眠以后想掌控睡眠、成为“睡神”，反而让失眠更加严重！

所以，真正的根治失眠，就是放下“我是无所不能的掌控者”的妄想，这样才能活出“一念放下，万般自在”的逍遥。

七、用催眠化解冲突

除了梦以外，催眠是我们触碰潜意识的另外一个途径。催眠，是让人进入一种可以被提示的放松又专注的状态。很多人误认为催眠就是让人进入睡眠，其实人们进入催眠状态之后，并不会感到昏沉欲睡，反而可能加倍清醒。被催眠者在催眠治疗结束后仍然可以记住整个治疗内容。

既然催眠不是让人进入睡眠状态，那失眠者为什么还要做催眠呢？催眠主要是通过处理人们潜意识里的冲突，彻底消除失眠者内心深处焦虑的病根。米尔顿·艾瑞克森被称为“现代催眠之父”，他对催眠治疗的定义是：一种注意力集中的潜意识开启状态。受催眠者可接受一个或多个观念及指示，因而形成或建立更理想的行为模式。

在“听听身体说什么”这一节中，我们曾提到过艾瑞克森关于“呼吸共振”的理论。谈到催眠时，就更应该再详细介绍一下他了。艾瑞克森在17岁时患上了“脊髓灰质炎”，也就是俗称的“小儿麻痹症”。这个病让他全身瘫痪，除了眼以外，身体其他部位都无法活动。当时接诊的三位医生都给艾瑞克森判了死刑，觉得他很快就会死掉。艾瑞克森通过自我催眠，竟然神奇地活了过来，不仅站了起来，而且在数年后靠着一只独木舟、简单的露营装备、一些粮食以及很少的钱，独自畅游了密西西比河。艾瑞克森成为了“脊髓灰质炎”治疗史上的一个奇迹！这个奇迹是如何发生的呢？靠的就是催眠治疗！

艾瑞克森通过自我催眠进入潜意识以后，对潜意识说：“我有一个想站起来的目标，请你帮我一个忙，指引我该怎么办。”潜意识果然给了他答案。在全然放松的状态下，他心中出现了一幅画面：小时候的他正在摘苹果。最初出现这个画面时，艾瑞克森并没有明白这是什么意思。当再次向潜意识提出同样的问题时，他得到了同样的答案。这个画面反复出现后，艾瑞克森恍然大悟，原来这就是答案。于是，他仔细觉知这个画面，画面越来越精细，越来越生动。他的手缓缓伸向树上的苹果，去体验每一个细小动作。几个星期后，这一画面中使用到的肌肉恢复了轻度的活动能力，它们可以做这一画面中的动作了。这就是艾瑞克森战胜“脊髓灰质炎”的开端。

如果你选择去求助于专业催眠治疗师，可以了解下标准催眠治疗的主要程序，基本分五个阶段：询问、诱导、深化、转化治疗、解除催眠状态。

1．询问

催眠治疗师会了解你的动机与需求，询问你对催眠的看法，解答你有关催眠的疑惑，介绍整个催眠过程。

2．诱导

催眠治疗师主要运用语言引导，让你进入催眠状态。无论是催眠治疗师诱导，还是自我催眠诱导，最常用、最有效的方法就是前面介绍过的“身体扫描”练习。

3．深化

催眠治疗师引导被催眠者从轻度催眠状态，进入更深的催眠状态。常用的方法有“下楼梯法”“搭电梯法”“数数法”等。催眠治疗师也会根据自己喜好，创造更多的深化方法。我最喜欢用的就是最经典的“下楼梯法”。这个方法是催眠治疗师请你想象面前出现了一个楼梯，然后告诉你：“这个楼梯总共有 10 级，我每数一个数字，你就往下走一级台阶。你每下一个台阶，就更接近自己的潜意识，当走完 10 级台阶以后，你就完全进入潜意识当中。”

然后催眠治疗师开始数数，从 1 一直数到 10。每个数字后面可能加上一些“放松”“越来越放松”“更加放松”“完全放松”等暗示语。它被称为“搭电梯法”和“数数法”的深化方法，操作步骤基本上与“下楼梯法”相似。

4. 转化治疗

催眠治疗师根据你的需求来制订治疗方法。常用的有：

（1）向潜意识寻找答案

请你像艾瑞克森一样对潜意识说："我有一个想站起来的目标，请你帮我一个忙，指引我该怎么办。"据说某位国际知名的企业家曾使用这个方法。在他面积很大的办公室里，只有一个蒲团。他做重大决策前，会先在蒲团上静坐，让自己与潜意识进行深度沟通，然后让下属将产品放到他面前，他会凭借这时的直觉去做选择。

（2）处理心理创伤

催眠治疗师让你在潜意识的带领下，回到一个心理创伤事件，描述事件经过，然后重点是释放压抑着的情绪。治疗中，有些被催眠者会号啕大哭。待你情绪释放以后，催眠治疗师会直接与你对话，或请你提到的当事人和你对话，帮你进行认知层面的重构。心理创伤处理之后，你可能会消耗很多能量，这时候催眠治疗师可能会用"水晶球法"为你补充心理能量。

（3）补充心理能量

催眠治疗师请你想象一个水晶球浮现在你身体的上方，发出温暖舒服的光，照亮了你的每一个细胞，给你越来越多的能量。这时你感觉到无比舒服、安宁、喜悦、有能量。享受 3 分钟水晶球给你补充能量的过程以后，你要真诚地感恩生命中的人与事，并且告诉自己："每一天、每件事，都会越来越好。"

（4）提示治疗

如果你是经常起夜的失眠患者，推荐尝试提示治疗。夜间醒来后如果要去厕所，起床之前先进行提示治疗。醒来后身体先保持不动，然后做 3 个自然呼吸。3 个自然呼吸以后，给自己下一个“催眠指令”：“当我上完厕所，重新回到床上时，数 10 个呼吸就可以继续入睡。”自我提示之后，再起身去厕所。重新回到床上时，就开始数呼吸次数。要注意：在呼气的末尾数数，而不是吸气的末尾数数。当你从 1 数到 10 的时候，之前发出的“催眠指令”就会发挥作用，让你继续入睡。

对于入睡困难的失眠者，上床后可以先进行“身体扫描”练习。“身体扫描”以后如果还没有入睡，就可以进行提示治疗，发出“催眠指令”：“当我数 20 个呼吸的时候，就会进入睡眠。”然后开始数呼吸次数。要注意：在呼气的末尾数数，而不是吸气的末尾数数。当你从 1 数到 20 的时候，之前发出的“催眠指令”就会发挥作用，让你入睡。如果没有成功，可以重复进行这个提示治疗，直至入睡。

5. 解除催眠状态

让你从催眠状态回到平常的意识状态，并确保你对整个治疗过程保有清楚的记忆。可以通过“数数法”解除催眠，如：“这次的催眠马上就要结束，整个治疗过程你都可以清楚记住，以后每当你需要时都可以随时调用。这次你进入了很好的催眠状态，将来你也可以很容易进入催眠状态，甚至可以进入更深的催眠状态。当你醒来后，身体会感到加倍放松，心情加倍的安宁、喜悦。接下来我会从 10 数到 1，当数到 1 的时候，你就会清醒过来。”然后催眠治疗师开始缓慢地从 10 数到 1。当数到 1 的时候，请被催眠者睁开眼睛，搓搓手，手心搓热以后捂捂眼睛，干洗一下脸。然后请被催眠者坐起来，结束整个催眠治疗。

很多人以为催眠治疗必须在催眠治疗师的引导下进行，其实不然。艾瑞克森就是自我催眠治疗的例子。催眠，实际上都是通过自我催眠起作用的。因此，我建议失眠者尝试进行自我催眠。大致步骤如下：

第一步：自我询问

对于自我催眠来讲，这个阶段主要是明确本次催眠治疗的目的。

第二步：放松

首先通过“身体扫描”让自己进入放松状态。不管是自我催眠还是求助于催眠治疗师，身体放松都是最重要的起步。斯蒂芬·吉利根是艾瑞克森的学生，他认为：“身体的每一分紧张都和头脑中的一个想法联系在一起，所以当你真能放松身体时，就放下了头脑中的想法，也就是放下了表意识，这个时候的潜意识就有了最大呈现的空间。”

“身体扫描”就是最好的放松身体的方法。让意识像扫描仪一样从脚到头扫描一遍，每扫描一个地方，那个地方就放松了。为了方便读者练习“身体扫描”，以诱导自己进入催眠状态，我写了一个更简单的“身体扫描”练习指导语：

让自己以最舒服的姿势躺好，闭上眼睛，轻松地做几个深呼吸。你做得很好！

现在，让意识像扫描仪一样从脚到头扫描一遍，每扫描一处，那个地方就放松了；

先请你感觉双脚。把注意力放在双脚上就好，轻松地、柔软地感觉你的脚趾、脚掌、脚心、脚后跟、脚面、脚踝……想象着双脚微笑了，双脚放松了；

现在，再感觉你的小腿。把注意力从双脚缓缓向上移动……这时候，也许感到微微发麻、发热或者发胀，也许感觉到皮肤和衣服接触的感觉，也许什么也感觉不到……都是可以的……只是去觉知，让自己接受所有自然而然出现的感觉。现在请想象你的小腿微笑了，小腿放松了；

感觉你的膝盖。想象你的膝盖微笑了，膝盖放松了；

感觉你的大腿、臀部。想象你的大腿、臀部微笑了，大腿、臀部放松了；

感觉你的腰部。想象你的腰部微笑了，腰部放松了；

感觉你的后背。想象你的后背微笑了，后背放松了；

感觉你的整个脊柱。想象你的脊柱微笑了，脊柱放松了；

感觉你的腹部。想象你的腹部微笑了，腹部放松了；

感觉你的胸部。想象你的胸部微笑了，胸部放松了；

感觉你的双手、手掌、手腕、前臂、手肘、上臂。想象你的上肢微笑了，上肢放松了。你做得很好！

现在，继续感觉你的双肩。想象你的双肩微笑了，双肩放松了；

感觉你的脖子。想象你的脖子微笑了，脖子放松了；

感觉你的下巴。想象你的下巴微笑了，下巴放松了；

感觉你的嘴唇。想象你的嘴唇微笑了，嘴唇放松了；

感觉你的鼻子。想象你的鼻子微笑了，鼻子放松了；

感觉你的脸部。想象你的脸部微笑了，脸部放松了；

感觉你的眼睛。想象你的眼睛微笑了，眼睛放松了；

感觉你的耳朵。想象你的耳朵微笑了，耳朵放松了；

感觉你的额头。想象你的额头微笑了，额头放松了；

感觉你的后脑。想象你的后脑微笑了，后脑放松了；

感觉你的头皮。想象你的头皮微笑了，头皮放松了。

你做得很好……非常好！

第三步：深化

无论是自我催眠还是求助催眠治疗师，接下来都可使用“下楼梯法”深化催眠状态，使自己进入潜意识。然后就可以展开各种催眠治疗，如上面提到的“向潜意识寻找答案”“补充心理能量”“提示治疗”等。

第四步：处理创伤

如果有足够心理准备，可以尝试在自我催眠中“处理心理创伤”。如果信心还不充分，也可以找一个合格的催眠治疗师来帮助你“处理心理创伤”。

第五步：解除

治疗阶段结束后，可以通过“数数法”解除自我催眠状态。

八、到达真我寂静之境

在“常识”部分我们提到，生活中有很多诱发因素可以触发失眠，比如职场压力大、人际关系紧张、疾病带来的忧虑等。同样是面对这些因素，拥有自足丰沛真我的人，更不容易受到侵扰，从而保持自己的平衡。

关于真我，目前心理学上研究得比较少，还没有一个特别确切的定义。如果要用一些词汇来解释的话，或许“天性”“本心”“灵魂”等可以等同于“真我”的含义。人是由“身”“心”“灵”三部分组成。我们在前面介绍的“身体”，属于“身”的层面；“思维”“情绪”“潜意识”属于“心”的层面；而“真我”则属于“灵”的层面。

关于“灵”，我们可以从“精神胚胎”[1]谈起。

“精神胚胎”是由意大利幼儿教育家玛利娅·蒙台梭利提出的。蒙台梭利认为，儿童早在出生之前便具有一种精神展现模式，她将儿童这种天生的心理本质称为“精神胚胎”，就像一粒种子一样。在发育过程中，“精神胚胎”这粒种子会知道自己想要什么，会驱动孩子去做各种各样的事。“精神胚胎”的发育成长，需要一个像母亲子宫一样的“保护性环境”。而孩子的“感觉”就是“精神胚胎”发育最好的养料。什么是“感觉”呢？印度哲学家克里希那穆

1 精神胚胎，英文名称为 the Spiritual Embryo。

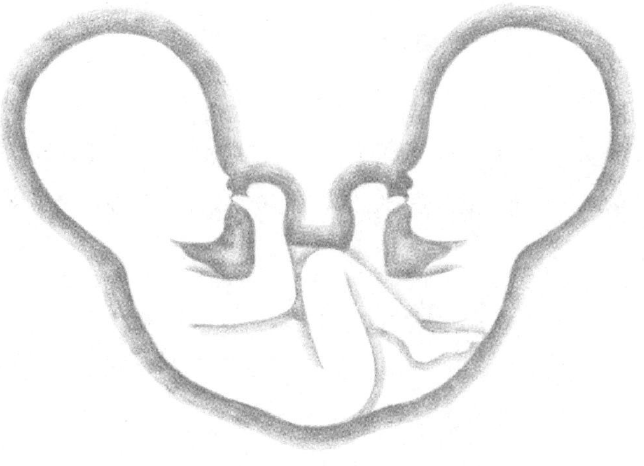

提认为，“感觉”就是“‘我’与其他事物建立关系那一刹那的产物”。蒙台梭利认为，养育孩子最主要的就是丰富孩子的“感觉”，让他尽可能自主地尝试与其他事物建立关系。

现代教育的问题之一就是忽视了孩子的“精神胚胎”。养育者或者教育者经常容易认为：大人懂得多！而孩子懂什么？所以大人要指导、管教、约束孩子。总之，让孩子听大人的话。

我写这篇文章的时候，正值春暖花开的季节，却发现马路上很多孩子还穿着很厚的外套，热得满头大汗。孩子出门时妈妈会说：“天冷，多穿点。”孩子说：“我不冷！”妈妈说：“春捂秋冻，春天天气变化大，要多穿！我就感觉今天挺冷的。”所以便有一个有趣的说法：“有一种冷，是妈妈觉得你冷。”当大人们将自己的判断强加给孩子时，孩子自身的感觉就被破坏了，这相当于切断了孩子与其他事物的直接关系，导致“精神胚胎”发育受阻，从而遮蔽了“真我”。

蒙台梭利认为：每个生命的“精神胚胎”如果自由、充分发育的话，都会成为他自己，这会非常美！蒙台梭利所描述的这种状态，其实就是“真我”灵性的状态。

“发育”良好、状态健康的“真我”，让你像舒适荡游在世界这个母体中的“精神胚胎”，有足够的弹性来应对环境变化和挤压，同时保持自身内部、自身与外界关系的平衡。

关于蒙台梭利教育法，家长们最大的担忧就是，如果不管教孩子的话，孩子会不会走上邪路？会不会杀人放火？蒙台梭利认为，只要准备一个自由的环境来配合儿童生命的发展阶段，带着爱去尊重孩子的自发选择，“精神胚胎”就会驱动着孩子们朝着最完美的方向发展。这个观点其实和中国明代哲学家王阳明的思想不谋而合。王阳明认为，每个人内心深处都有“良知”，可以知善恶、是非。我们要明白自己的“良知”，让“良知”来指引行动，不假外求，自然达到“知行合一”，这就是王阳明所倡导的“致良知”。

王阳明所讲的“良知”，其实就是蒙台梭利所说的“精神胚胎”，也就是“真我”。“致良知”的过程，就是我们认知并且实现“真我”的过程。

元代以及明代初期以来流行朱熹的“理学”，强调“格物以穷理”。王阳明反对朱熹通过事物寻求“至理”的“格物致知”方式，因为事理无穷无尽，格之未免烦累，提倡“致良知”，强调“心即理”——最高的道理不需外求，从自己心里即可得到。在知与行的关系上，又强调在心上用功，在事上磨炼，要知中有行，行中有知，最终达到所谓“知行合一”。

按照他的理念，人们在觉知之光的照耀下，通过不断“为善去恶”，照见“良知”，最终可达到无善无恶的心之本体，也就是真我的寂静意识状态。圣人的心，就像明镜一样，物来则应，过去不留，正如明代文集《菜根谭》描写的那样：“风来疏竹，风过而竹不留声；雁渡寒潭，雁去而潭不留影。故君子事来而心始现，事去而心随空。”王阳明临终时，学生周积问他有没有遗言，王阳明说了句“此心光明，亦复何言”，然后便去世了。王阳明之所以如此从容，是因为觉知了真我也即“良知”的光明。

了解这些，有利于我们走上养成自在真我的精神之旅。

背景知识

哲学家王阳明

即王守仁（1472—1529），字伯安，今浙江余姚人，明代理学家、教育家。曾居于会稽山阳明洞，自号“阳明子”，世称“阳明先生”。初期习程朱理学、佛学，后发展出“心学”与程朱学派对抗，在明中期后影响甚大。著作由门人辑成《王文成全书》三十八卷，其中《大学问》和《传习录》是其哲学思想的重要体现。

教育家蒙台梭利

玛利娅·蒙台梭利（Maria Montessori，1870—1952），意大利幼儿教育家、第一位女医学博士，以其革命性的教育哲学与儿童教育方法闻名于世，代表作有《蒙台梭利教育法》《童年的秘密》《有吸收力的心灵》等，曾获“诺贝尔和平奖”候选人资格。以她名字命名的蒙台梭利学校遍及多个国家。

哲学家克里希那穆提

吉杜·克里希那穆提（J. Krishnamurti，1895—1986），印度安得拉邦人，近代对西方颇有影响的印度哲学家，对自我、爱、冥思、生死、信仰、宗教、幸福等多有演讲和论述，其言论被集结成多本著述，翻译成多国语言。被翻译为中文的著述有《全然的自由》《唤醒能量》《人生中不可不想的事》《重新认识你自己》等。

九、在关系中根治失眠

我在接诊大量患者的过程中发现，很多失眠患者的病根是焦虑。而焦虑的病根是关系。

失眠者童年的关系模式，往往塑造了焦虑型人格特征，是失眠的“素质因素”；现实中的社会关系压力则诱发了失眠发作，是失眠的“诱发因素”；失眠后所采取的不当行为调整模式，是失眠的“维持因素”。

我们前面所介绍的行动改善睡眠的方法，主要是在处理失眠的“维持因素”。而失眠的“诱发因素”和“素质因素”，则需要在关系中根治。

精神分析心理治疗所发展出来的“客体关系理论”[1]认为：一个人和他最初的重要“客体”所建立的关系，会内化到一个人内心深处，成为一种内在的关系模式，这就是性格。这个内在关系模式一般是在 6 岁前形成的。你自己就是“主体”，而你所指向的人或物就是“客体”。你小时候的重要养育者，如父母、祖父母、外祖父母等人，就是你最初的客体。

弗洛伊德认为，在正常养育情况下，父母是孩子最重要的客体。孩子在 6 岁前和父母建立的关系模式，就是他的内在关系模式。孩子长大以后，在新的关系中，总是试图将他的内在关系模式展现到

1 客体关系理论，英文全称为 Object-Relations Theory。

新关系中，想把它变成符合他内在关系模式的关系。这也就意味着，父母等养育者如何对待孩子，孩子就会不断重复构建类似的关系模式。在新的关系中，一个人想重复他的内在关系模式，而对方也想重复他的内在关系模式，两个人会持续地进行较量与磨合，从而提供了改变内在关系模式的可能性。

综合上面的分析，客体关系理论可以概括为三句话：性格，在关系中形成；性格，在关系中展现；性格，在关系中改变。

在“到达真我寂静之境”这节中，谈到过“精神胚胎”的概念。孩子的“精神胚胎”知道真正想要什么，会自动驱动孩子去做各种各样的事情。然而，父母等养育者却经常忽视孩子的“精神胚胎”的作用，认为孩子什么都不懂，想尽一切办法让孩子听大人的话。

养育者试图扮演孩子的掌控者，并将圣经所谓的“照着自己的形象造人”应用在自己身上，企图掌控孩子的一切——进食、睡眠、穿衣、卫生习惯、学习、交往、玩游戏、看电视……“控制一切”的内在关系模式，必然会展现到孩子人生的各个方面。

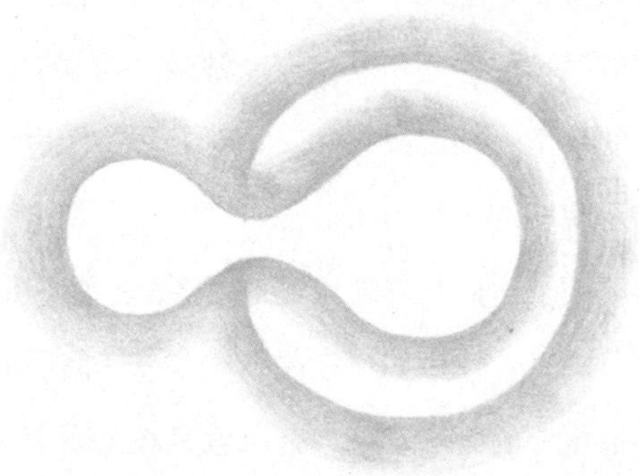

我们如果能够认识到，一个人当下的关系模式是他童年的内在关系模式的再现，就有了第三只眼睛来重新审视人与人相处的模式。这种内在关系模式的再现，常常有精准的对应。一个人和男性权威的关系，很可能对应着他和父亲、爷爷和姥爷等男性养育者的关系；和女性权威的关系，很可能对应着他和妈妈、奶奶和姥姥等女性养育者的关系。一个人的原生家庭，就是他的关系原型。一旦有了这种视角，我们在关系当中就有了更多的理解、宽容和平静。

多年前我担任病房主治医师的时候，曾带过一个学生。她刚从名牌医学院校毕业，在我所负责的医疗组担任住院医师。我每次查完房向她说查房意见时，她总是说："老师，您说得不对！"刚开始，我觉得这个学生有独立思考的精神。但慢慢发现，她反对我所有的查房意见，甚至为了反对而反对。

当时我意识到，这种反应可能与她的内在关系模式有关。对男性上级医生的意见的不寻常抵触，提示她和童年时期的男性养育者——可能是爸爸——存在着很大的冲突。有了这个认识以后，我就更加能够包容她对男性权威的挑战，并采用了启发性讨论式教学模式，她就可以很好地适应了。和她熟悉以后，慢慢了解到她小时候和父亲有比较严重的冲突。其父有非常强的控制欲，经常命令她做一些不喜欢的事情，她就故意和父亲对着干。最后她与父亲的关系模式展现到了现在的关系当中。

这个学生的例子可以很好地说明：性格，在关系中形成；性格，在关系中展现。那么，性格如何在关系中改变，问题如何在关系中疗愈呢？其实最重要的是"看见"，也就是在关系中保持觉知，看见对方的“内在关系模式”，看见对方的情绪和需求。也就是心理学上经常说的一句话：“看见就是爱！”

我曾经遇到一个女患者，一住院就要求我：这个药应该怎么吃……你应该给我吃这个药，不应该吃那个药……会指挥我如何给她治疗。我说：“您既然来住院，就要听医生的，医生才能给您治病呀！”患者辩解说：“我是久病成医呀，医生你不太了解我的情况，只有我自己了解自己的情况，所以治疗上你必须听我的才行。”

这时我便觉察到她与人相处的关系模式是“控制一切”，从道理上很难说服她。我于是采用了“看见”的方法，直接告诉她：“您的孩子是不是和您说过很多次，‘妈妈，您的控制欲太强了’！”听了这句话，她愣了一会，然后有些不好意思地说：“是的，是的。你是怎么知道的？”

我向她解释说，从她给我带来的感受，可以推测她孩子的感受。她这时补充说：“我确实管儿子太多了，这次住院就是因为儿子交了一个女朋友，我不喜欢，要他们分手。儿子不干，跟我吵了一架，我就开始失眠了。”我又问她：“是不是您小的时候，妈妈也这么管您呀？”她马上说：“是的，就是这样！我妈妈也这么管我的。”通过这次谈话，她看到了自己“控制一切”的关系模式，为后续的性格改变奠定了基础。

在人际关系中，除了看见“内在关系模式”外，更重要的是要看见对方的感受，也就是情绪和需求。从心理学角度来讲：“我”的感受，必须经由“你”的看见，才开始存在。当没有被“你”这面镜子照见时，它就像是不存在一样。一个人的感受，好比是一个能量球。当这个能量球把一股能量向外界发射的时候，凡是被人看到的、接纳的，就是白色能量或者正能量；当这股能量不被人看见，或者看到但不能被接纳的时候，这个能量就是黑色能量或者负能量。

作为父母，我们要做孩子的镜子，看见孩子的感受；作为夫妻，我们要做彼此的镜子，互相看到对方的感受；作为心理治疗师，我们要做来访者的镜子，看见来访者的喜怒哀乐、爱恨情仇。我们的感受如果能被对方看见，这种被看见的体验就会内化成一面镜子。这个内在的镜子可以帮助我们观察自己的感受，也能懂得别人的感受。主体一直在寻找一个客体，我一直在寻找你，希望透过你的眼睛，让我看见我自己。

前面介绍的这位控制欲极强的女患者，当她说完与儿子的吵架经历后，我就立刻“看见”了她的内心感受。我对她说：“您很担心儿子的婚姻问题，怕他交的女朋友不理想，才给儿子提了一些建议。儿子因此与您争吵，让您很伤心，也很委屈。但我也能感到，您非常爱儿子。”

当我说完这番话，这个患者已经泣不成声了。她哭了好一阵子才渐渐平静下来，然后告诉我——孩子 3 岁时，她就和丈夫离婚了。这么多年来，都是她一个人辛辛苦苦把孩子养大，唯恐孩子受一点委屈……

她把这么多年的不容易都说完以后，擦了擦眼泪，接着说：“儿子确实长大了，有他自己的主见了，我确实管得有点多了，现在是时候放手了。”在这个患者的整个治疗过程中，我只是用“看见”

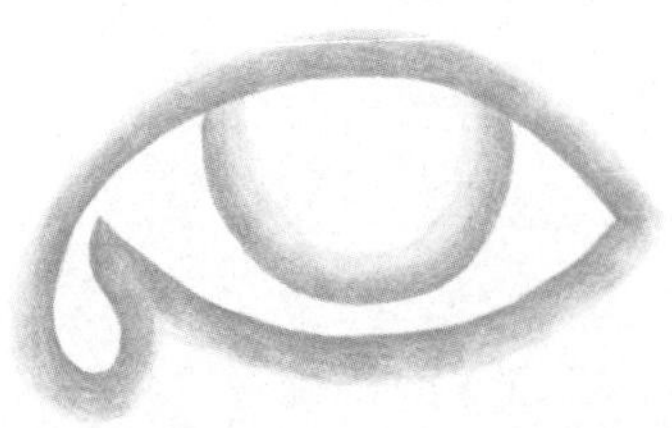

的方法，看到了她的“内在关系模式”，看到了她的内心感受，没有给她讲任何的道理，她就很快发生了转变。

临出院时，她反馈了治疗感受：“人生像开车一样。在住院治疗之前，我要当司机，我的人生我来控制，甚至要控制一切，让我感到非常累。住院以后，当我放下了控制，从司机转变为乘客，感觉当乘客也挺好的，更加舒服和放松。”

其实，很多失眠者都有极强的控制欲。在“穿透潜意识”这节内容中，我曾向大家介绍过不少失眠症状背后的两个根本原因：一，企图自己去掌控一切的“全能自恋”；二，把别人或外物当作完美对象的“全能依恋”。如果我们潜意识里面持有这两种不合理的信念，必然会遭遇无穷的挫折与烦恼，从而导致失眠。那么，既然我、别人或外物都不是全能或完美的，我们可以信赖什么呢？

不同历史时期和文化传统的人，命名过不同的对象来代表世界的主宰或创造者。而在中国的传统文化当中，道家思想的“道”的概念便类似于一种极高的存在。世界究竟如何产生的？人究竟从哪里来？这是终极的哲学问题。古圣先贤们都进行了深入的思考。老子《道德经》第四十二章说：“道生一，一生二，二生三，三生万物。”这是老子的宇宙生成论。这里老子说到“一”“二”“三”，乃是指“道”创生万物的过程，并不把“一”“二”“三”看作具体的事物和具体数量。它们只是表示“道”生万物从少到多、从简单到复杂的过程。

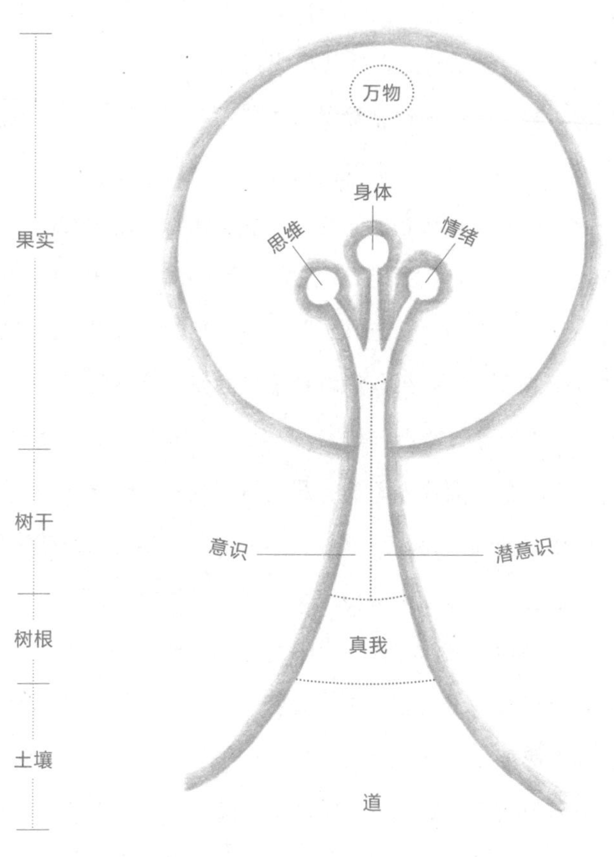
万物
身体
思维
情绪
果实
树干
意识
潜意识
树根
真我
土壤
道

我想把老子的这句话拿过来套用一下，说明我们人的心理结构——“道”指自然或某种极高力量的存在，“一”指“真我”，“二”指人的“意识”和“潜意识”，“三”指人的“思维”“情绪”和“身体”，“万物”指人的整个精神世界。“理心：透视你的心、身、灵”这一部分，其实就是按照这个结构来书写的。如果用一棵果树来比喻的话，“道”是土壤，“真我”是树根，“意识”和“潜意识”是树干，“思维”“情绪”及“身体”是果实（见左页图）。

古今中外的很多修习方法，大多是在“树根”或“树干”上下工夫。通过“意识”或者“潜意识”层面的努力，去发现“真我”。像前面给大家介绍的王阳明的“心学”，就是通过照见“良知”的方法，达到“知行合一”，进入“真我”的境界。但是，如果误把“真我”之根当成“道”之土壤，以为自己就是掌控者，就会导致“走火入魔”。

有些人在静坐修习中，可能会看到、听到或者感受到一些神奇的景象，以为自己有了超然的能量，其实都是“走火入魔”。

人就是人，并不是超级的存在。人之“树”一旦离开了滋养自己的“道”的“土壤”，必然会走向枯亡。失眠、焦虑、抑郁等精神心理问题，其实就是我们心灵营养匮乏导致的。只有让心灵深深扎根在自然的土壤，重新恢复与它的关系，才能获得源源不断的力量。现在，人们是时候停下来，重新思考和恢复自己与自然的关系。可以将诞生我们的自然比喻成“父母”，恢复与它的关系，其实就是从“自恋”到“依恋”的过程。

人刚出生时，本能上是“全能自恋”的状态，但当自己试图控制一切时，却发现很多事情完全超出了自我可以控制的疆界。在自我疆界之外，如果有一个人可以善意地充满爱地帮助我，我就会信任这个人，形成安全“依恋”。

当孩子的养育者（如父母）可以深深理解和接纳孩子时，孩子和养育者之间就容易形成这种安全“依恋”关系。有了“依恋”，孩子的世界就是安全的。如果养育者对孩子不能理解和接纳，让孩子有“被控制”的感觉，孩子的世界就缺少安全感，容易产生焦虑。

很多人小的时候都缺少与养育者之间的这种安全“依恋”，因而觉得世界不安全，内心就容易构建一堵防护墙，把自己限制在小圈子里，断开了从外部世界获取能量的连接。

相反，当世界让我们觉得安全、值得信任时，我们就会把防护墙推倒，重新与世界建立能量连接。上天有好生之德，如果我们能够相信自然这个“父母”，愿意把自己交付出去，重新恢复“孩子”与“父母”的关系，就形成了新的“依恋”。这时，自我保护的防护墙就消失了，人就能获得源源不断的力量，真正达到“天人合一”的境界。

所有的修习，其实都是找到回家的路，回归到人与自然的“安全依恋”，让心灵深深扎根在自然的土壤，彻底摆脱流浪与不安。

为了达到这个目标，从心理学视角来看，人们首先要意识到自身的局限性，放下“全能自恋”与“全能依恋”的幻象，信任自然，建立“安全依恋”。

不同的宗教和哲学中对此也有阐述。比如，儒家思想认为人应受命于天，“畏天命”，通过“修身”“克己”等方法顺应天理，达到天人合一；道家思想主张“人法地，地法天，天法道，道法自然”，教导人们效法天地遵循自然。

人一旦恢复了与自然的关系，内心深处的焦虑会自然消失，过去的阴影不再让人纠结，明天的未知不再让人恐惧，失眠也就得到了根治。

No.05

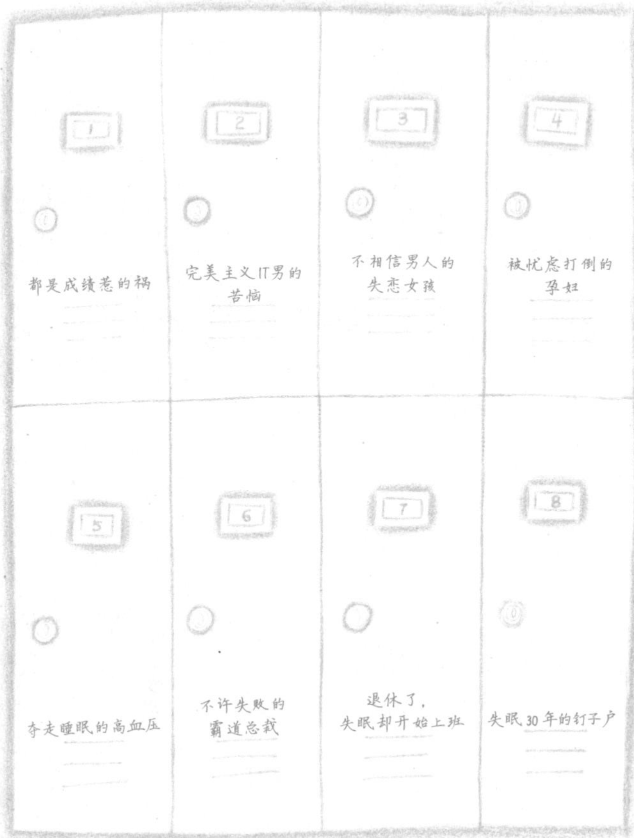
1
2
3
4
都是成绩惹的祸
完美主义IT男的苦恼
不相信男人的失恋女孩
被忧虑打倒的孕妇
5
6
7
8
夺走睡眠的高血压
不许失败的霸道总裁
退休了，失眠却开始上班
失眠30年的钉子户

分享→

8 个失眠故事

安住当下是最好的滋养

不同年龄、性别、职业、教育背景和经历的人

“丢失”睡眠的背后，

往往潜藏着人们身体或心灵的某一部分的

“缺失”——对生理规律的怠慢，

对过去的纠结，对未来的恐惧……

努力“看见”真实的自己，活在当下，

结合“行动改善、药物辅助、心理治疗”，

你会重新找回那个身心平衡、安然入眠的自己。

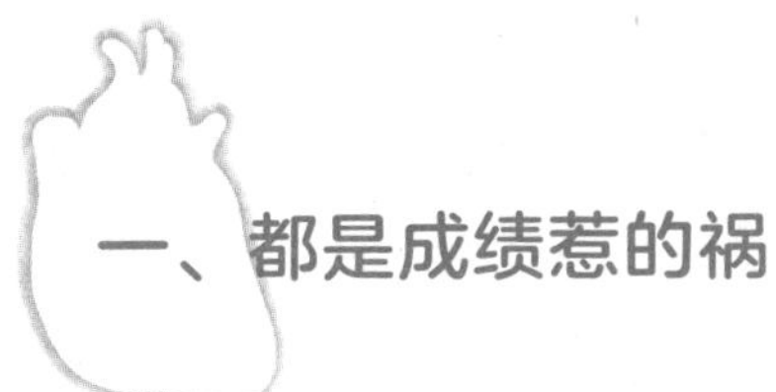

一、都是成绩惹的祸

案例一	人物简介	女性，13 岁，初一学生
	失眠病程	失眠 2 个月
	严重程度	★★☆☆☆

发病经过	2 个月前参加期中考试，数学没有“考好”——平时数学一般都考 100 分，这次只考了 92 分。其父看到成绩非常生气，责问她：“数学怎么考这么差？是不是贪玩了？今年假期就不出去了，考不到满分别想出去玩！”当晚小女孩就失眠了，委屈得偷偷哭了一夜，之后每晚都无法入睡，一般到凌晨 2～3 点才能迷迷糊糊地睡一会儿。因为晚上睡不好，她白天上课注意力不集中，上课经常打瞌睡。老师发现后，请家长带孩子到医院就诊。
既往治疗	未曾治疗。
案例特点	患者起病的诱因看似是成绩，其实是父母的教育过于苛刻。“望子成龙、望女成凤”是家长普遍的期望，但如果把孩子当“神童”过分要求，必然导致孩子心理压力过大，诱发各种精神心理问题。如果父母过分看重学习成绩，就会忽视孩子的内心感受。当孩子的内心感受不被看到或不被接纳，孩子与父母之间就无法建立起“安全依恋”。童年时期如果没有形成“安全依恋”，长大后必然导致焦虑型人格。

疗愈经历	1. 行动改善：坚持按照“上、下、不、动、静”的要求去做。因患者年龄偏小，卧床时间适当延长，从标准的 7 小时卧床延长到 8 小时。晚 10 : 30 上床，早 6 : 30 下床，不午睡、不补觉、不赖床，每天走路 1 小时，每天中午静心练习正念呼吸 1 小时。上床后做“身体扫描”。患者能够严格执行。 2. 药物辅助：考虑到患者才 13 岁，失眠时间不长，没有给予药物治疗。 3. 从“心”根治：重要的是“看见”孩子的感受。我请患者叙述第一天失眠时发生的事情，并鼓励她表达当时的内心感受。她说听到父亲批评时，首先是害怕父母不要自己了。当父亲说假期不带自己出去玩时，又感到非常委屈、失望。说出这些感受后，孩子内心轻松了很多。同时我和患者父母进行了沟通，让家长明白“看见”孩子内心感受的重要性，帮助父母意识到“成绩不是万能的”，学习好不能解决所有问题。孩子身心健康才是父母最重要的目标。
医生点评	当下教育的问题之一就是家长过分看重孩子的学习成绩，而忽略了孩子心理的成长。没有一个健康的心理，成绩再好也不会让孩子有幸福的人生。父母要“看见”孩子的感受，对孩子保持接纳，为孩子提供更宽松的生长环境。

二、完美主义 IT 男的苦恼

案例二	人物简介	男性，23 岁，本科学历，IT 工程师
	失眠病程	失眠 1 年，加重 1 个月
	严重程度	★★★☆☆

发病经过	1 年前大学本科毕业，在某私企担任工程师，负责软件开发。刚工作不熟练，经常熬夜加班，加上工作压力较大，要开发的软件很多，渐渐出现失眠。主要是入睡困难、睡眠浅，经常做与考试相关的梦。晚上睡不好，白天没有精神，注意力也不集中，写程序经常出错。1 个月前被领导批评，失眠加重，几乎整夜不睡。
既往治疗	服用了很多中成药、汤药，效果不明显。在药店购买了褪黑素，刚开始吃的前两天还有效果，第三天又睡不着了。不敢吃安眠药，担心副反应及药物依赖。
案例特点	刚开始失眠，主要是因为工作压力较大，经常熬夜，导致生物钟紊乱。同时，患者做事要求完美，过分认真，做不好就感到紧张，甚至自责，尤其在意别人的评价，被批评后失眠明显加重。患者小时候，父母外出打工，跟着爷爷奶奶长大。直到 7 岁上小学，父母才把患者接到身边。因为从小没有在父母身边，和父母没有形成“安全依恋”，因此性格非常焦虑，不能容忍不完美。
疗愈经历	1. 行动改善：严格按照“上、下、不、动、静”的要求去做，

疗愈经历	即晚 10 : 30 上床，早 5 : 30 下床，不午睡、不补觉、不赖床，每天运动 1 小时，坚持静心练习——正念呼吸 1 小时。能够严格执行。 2. 药物辅助：服用 1 片佐匹克隆（每晚 7.5mg），睡眠很快得到改善，入睡很快，可睡 6 小时左右。服用佐匹克隆以后，第 2 天感觉口腔中有苦杏仁味（口腔异味是佐匹克隆常见的副反应）。坚持行为治疗 2 周后，觉得睡眠已经非常不错了，之后把佐匹克隆减到半片(每晚 3.75mg)。刚减药的前两天，睡眠有些波动，主要是入睡变慢、易醒、多梦，继续坚持"上、下、不、动、静"行为治疗，减药后的第 3 天睡眠又恢复正常。治疗 3 周后，完全停用安眠药。刚停药的前 3 天入睡困难，卧床后做"身体扫描"练习帮助入睡。停药第 4 天开始，睡眠就稳定了。 3. 从"心"根治：帮他认识到"追求完美"的性格特点——当越努力去控制无法控制的事情时，就会感到紧张。而别人的评价，自己是无法控制的。也帮他看到了自己被批评后的感受——委屈、自责、愤怒等，如此患者心里舒服了很多，也原谅了领导。练习正念呼吸后，感觉工作效率提高，写程序时很有灵感。
医生点评	该失眠患者，可考虑短期使用助眠药物，这样不会上瘾。但在药物治疗同时，一定要坚持行为治疗。待行为治疗起效以后，可逐渐减少助眠药物剂量。药物减量过程中，有可能出现睡眠波动。即使有睡眠波动，也要坚持行为治疗，也不能把药物加量。一般坚持 3 ~ 5 天后，睡眠可自然恢复正常。

三、不相信男人的失恋女孩

案例三	人物简介	女性，25 岁，硕士学历，英语翻译
	失眠病程	失眠 1 个月
	严重程度	★★★☆☆
发病经过	1 个月前和男友分手，当时发现男友和别的女生交往密切，自己无法忍受，提出分手。分手后开始失眠，主要是入睡困难，躺床上总回想和男友的交往经历。后来证实男友和那个女生并没有暧昧关系，又感到非常后悔，失眠加重。	
既往治疗	未曾治疗。	
案例特点	患者为独生女，5 岁时父母离异，跟随母亲生活。从小性格内向、敏感。学习成绩优异，研究生毕业后从事英语翻译。经人介绍与男朋友认识，交往半年，相处融洽。因为发现男友和一个女生联系较多，认为男生对自己感情不专一，主动提出分手。母亲离异后经常对女儿说："男人都靠不住。"这句话深深刻在了女孩内心深处。	
疗愈经历	1. 行动改善：坚持"上、下、不、动、静"五字要诀。 2. 药物辅助：拒绝服用药物，要求仅用行为治疗和心理治疗改善睡眠。 3. 从"心"根治：请患者倾诉与男友的交往经历，表达分手后的情绪体验。当把分手后的伤心、委屈、自责、不舍等	

疗愈经历	感受讲出来后，患者感觉内心舒展许多，同时意识到自己把男友当成了“男神”，无法忍受对方的一点点不完美，对他期望值过高，也让对方有很大的压力。在自我催眠治疗中，还意识到了母亲常说的“男人都靠不住”对自己的影响。
医生点评	看到自己的感受，就是对自己最好的爱。人生的很多烦恼其实是因为把不是万能的对象当成了依恋对象。可以给自己和他人更多的包容与理解，让自己活得更轻松。自我催眠，也可以帮助自己去除潜意识中的阴影。

四、被忧虑打倒的孕妇

案例四	人物简介	女性，29 岁，硕士学历，内科医生
	失眠病程	失眠 2 周
	严重程度	★★★☆☆

发病经过	2 周前发现怀孕了，既高兴又担心。一直想怀孕但没有成功，现在心愿达成非常高兴。但又担心胎儿的健康，怕有缺陷，查出怀孕的当天就睡不着，之后又担心失眠会影响胎儿。从那以后几乎整夜不睡，白天感到焦躁，下午能睡 3～4 小时，睡醒后心情会好很多，但到了晚上又陷入整夜不眠。
既往治疗	未曾治疗，担心药物影响胎儿发育。
案例特点	怀孕后发病。孕早期及孕晚期女性，经常出现失眠问题。除了怀孕引起体内激素的变化会导致失眠，孕妇对胎儿的担心也会影响睡眠。失眠后往往拒绝服用药物，怕影响胎儿发育，睡不着又担心失眠会影响孩子健康，为此非常纠结和痛苦。
疗愈经历	1. 行动改善：坚持执行“上、下、不、动、静”五字要诀。即使晚上失眠，白天也不能补觉。如果失眠以后下午补觉 3～4 小时，会导致失眠恶性循环。 2. 药物辅助：根据美国食品药品监督管理局设定的孕期药物安全等级，A 类、B 类药物对胎儿无明显影响，C 类有些影响，D 类和 X 类有明显影响。目前助眠药物大部分属于

疗愈经历	C 类和 D 类。唑吡坦虽属于 C 类，但孕妇只是短期服用的话相对安全。帮患者了解药物安全知识以后，对方同意短期服用唑吡坦，快速改善睡眠，每晚服用 10mg，服药后睡眠改善明显。2 周后把唑吡坦减到了每晚 5mg，睡眠依然稳定。4 周后基本不吃安眠药，仅在睡不着时吃 5mg 唑吡坦。 3. 从“心”根治：帮她认识到“孩子有畸形”是一个非合理信念，导致担心紧张。患者仔细回想才发现，是多年前自己表姐生的孩子有“先天性心脏病”，让自己感到害怕。觉知此事后，担心就减少了。而且自己本身就是医生，可以定期给胎儿体检，若有畸形，也能够及早发现，如此就没有那么担心了。
医生点评	孕期失眠非常常见，坚持执行“上、下、不、动、静”五字要诀是康复的关键。如果失眠确实严重，适当的药物治疗也很有必要。对于造成心理压力的想法，也要提高认知力。“想法”这个东西很有欺骗性。一旦脑子里有念头闪现，一定要问问自己：这个想法是自己的吗？是正确的吗？通过自我询问，就会发现想法的荒谬性。想法改变了，情绪自然就放松了。

五、夺走睡眠的高血压

案例五	人物简介	男性，42 岁，博士学历，机关干部
	失眠病程	失眠 3 个月
	严重程度	★★★★☆

发病经过	一向觉得自己身体健康，每天坚持锻炼，认为自己不会得病，结果 3 个月前单位体检，发现血压高，血压最高为 150/100mmHg，心情非常紧张，担心因为血压高患心肌梗死等严重躯体疾病。之后开始失眠，主要是入睡困难、多梦、易醒等。怕长期失眠影响健康，晚上提前上床，白天增加午睡时间，尝试泡脚、按摩、喝酸奶等各种调理方法，但均没有明显效果，为此更加担心。
既往治疗	服用朋友从国外带回来的褪黑素治疗，每晚 3mg，效果不理想。做按摩、足疗等也没有效果。不敢吃西药，怕药物成瘾。
案例特点	10 年前患者的父亲因“心肌梗死”去世，对其打击非常大。父亲去世后，患者特别在意身体健康，每天都坚持跑步、打球等运动。患者做事非常认真，工作比较顺利，目前担任单位中层干部。
疗愈经历	1. 行动改善：听说行为治疗可以改善睡眠的消息后，非常高兴，严格执行“上、下、不、动、静”五字要诀。正念呼吸时因为脑子里有杂念而感到沮丧。当放下“内心清净”的目标，只是关注在呼吸上的时候，患者感到了平静和放松。

疗愈经历	正念呼吸时不需要给自己定目标，只是觉知呼吸就可以。 2. 药物辅助：开始时怕吃西药，担心药物成瘾。经过我的解释，同意短期服用助眠药物。每晚给予佐匹克隆 7.5mg 治疗，睡眠改善明显，但第 2 天口苦。服药治疗 1 周后，佐匹克隆减量到每晚 3.75mg。减药后睡眠时间变短，但能坚持行为治疗。维持治疗 2 周后，佐匹克隆改为必要时服用，而不是每天服用。吃药次数越来越少。 3. 从“心”根治：对高血压之所以恐惧，是因为潜意识当中认为“高血压 = 心肌梗死”，父亲就是因为高血压死于心肌梗死。当明白得高血压不一定会心肌梗死时，焦虑得到部分缓解。通过服用降压药和做正念呼吸练习，血压控制到相对平稳，降低了心肌梗死的风险。
医生点评	想法不等于事实。找到自己不合理的信念，这些不合理的信念才是自己焦虑的原因。“……应该……”或者“当……，会……”这样的句式表达，代表着一个人的“思维规则”。这些“思维规则”往往是痛苦的原因，需要我们不断去打破。

六、不许失败的霸道总裁

案例六	人物简介	男性，48 岁，本科学历，私企老板
	失眠病程	失眠半年，加重 1 个月
	严重程度	★★★★☆

发病经过	半年前企业准备上市，工作比较忙，压力很大，经常熬夜到凌晨。之后渐渐出现失眠，主要是难以入睡，入睡后睡眠浅，一点动静就醒，醒来后需要很长时间才能继续入睡。白天感觉精力差，注意力不集中，记忆力下降，容易发脾气。1 个月前企业没能成功上市，备受打击，非常自责，几乎一夜没睡。早晨起不来床，躺到中午才起。
既往治疗	刚失眠时，朋友给了患者两盒唑吡坦，于是每晚服用 1 片，效果较好，可睡 6～7 小时。随着服药时间延长，效果越来越差，睡眠时间越来越短。最近 1 个月，唑吡坦加量到每晚 2 片，也无法入睡。
案例特点	从小学习成绩非常好，经常在班里考第一。顺利考上名牌大学，毕业后下海经商，创办个人企业生产家具，资产达十几亿人民币。在同学和朋友眼中，是典型的成功人士。做事追求完美，干什么都要争第一。看似“万能”的人，一旦遇到无法实现的目标，就会遭遇巨大打击，导致失眠、焦虑、抑郁等问题出现。

疗愈经历	1. 行动改善：认识到早晨赖床会影响晚上的睡眠，不管晚上睡眠如何不好，第二天都按时起床，培养生物钟。开始坚持执行“上、下、不、动、静”五字要诀。晚上 10 : 30 上床可以做到，但早晨 5 : 30 起床非常困难，一般要到 8 : 30 才能起床。和医生讨论后，决定每天提前 10 分钟起床，大约 2 周后就可以做到早晨 6 点起床了。坚持白天不睡，适量运动，坚持正念呼吸等行为治疗方法。 2. 药物辅助：唑吡坦效果不理想，而且作用时间短。故换为作用时间更长的阿普唑仑治疗，剂量为每晚 0.4mg。同时合并曲唑酮治疗，剂量从每晚 25mg 逐渐加量到每晚 75mg。睡眠逐渐改善，之后缓慢减少阿普唑仑剂量，先减少到每晚 0.2mg，2 周后减为每晚 0.1mg。又稳定 1 周后，停用阿普唑仑，每晚仅服用曲唑酮 75mg 就可以睡好。 3. 从“心”根治：让患者意识到自己无法控制睡眠，越想控制就越失眠。这次失眠，便是感觉无法掌控公司的上市，备感压力和紧张造成的。要承认自己不是无所不能，敢于面对失败，一切顺其自然。
医生点评	认为自己无所不能，是“全能自恋”的表现，遇到挫折很容易陷入“自恋性暴怒”中。心理的成长，需要从“自恋”到安全“依恋”。宇宙、自然，或者“道”等更高的力量，可以成为人们后天的“依恋”对象。形成这样的安全依恋，把自己交托出去，才能真正做到“顺其自然”，真正“放下”。

七、退休了，失眠却开始上班

案例七	人物简介	女性，61 岁，大专学历，小学退休老师
	失眠病程	失眠 6 年，加重 3 个月
	严重程度	★★★★☆

发病经过	6 年前退休后开始失眠，主要是入睡困难，常常需要几小时才能入睡。白天醒来后觉得没有睡够，会继续卧床，起床时间不固定，中午卧床 2 小时也睡不着，睡不着时心情烦躁。晚上担心入睡困难，会早点上床，一般 8:30 就上床躺着，熬到凌晨 1～2 点才能入睡。睡不好就感觉没有精神，也不愿出门活动，整天待在家里，躺在床上看电视或者听评书。最近 3 个月，失眠明显加重，感觉自己一夜都没有睡，为此心情苦闷，有时甚至觉得活着没意思，但没有轻生的念头和行为。
既往治疗	曾服用艾司唑仑治疗，开始时吃 1 片就能睡着，但效果越来越差，需要加量到 2～3 片才有效果。最近 3 个月每次吃 3 片艾司唑仑也无法入睡。
案例特点	退休后没有工作的压力，生活开始变得不规律。作息不规律，就会导致失眠出现。生活内容比较匮乏，就会过多关注健康、睡眠等问题。越是关注，反而越是焦虑。

疗愈经历	1.行动改善：住院后，明白了行为治疗的重要性，坚持按照“上、下、不、动、静”的要求去做，即晚10：30上床，早5：30下床，不午睡、不补觉、不赖床，每天运动1小时，正念呼吸1小时。能够严格执行。 2. 药物辅助：艾司唑仑效果不佳，换用氯硝西泮每晚 2mg 治疗，并加用曲唑酮治疗，曲唑酮剂量从每晚 25mg 逐渐加量到每晚 100mg。换药后睡眠改善，每晚可以睡 6～7 小时。坚持行为治疗 2 周后，氯硝西泮逐渐减量，每次减少 0.5mg，1 周减少 1 次。大约经过 5 周，停用氯硝西泮。每次减氯硝西泮，睡眠都有 1～2 天波动，主要是睡眠时间短、睡眠浅，但坚持行为治疗后，3～5 天睡眠就可以恢复到正常水平。治疗大约 3 个月，曲唑酮开始减量，每次减少 25mg，1 周减少 1 次。3 周后顺利停掉曲唑酮。即使不用药物，睡眠也能维持 5～6 小时。 3. 从“心”根治：帮患者深刻认识到失眠并不可怕，可怕的是对失眠的恐惧。“睡眠才是休息”的固有想法，让人在失眠时烦躁不安。睡不着，可以起来做正念呼吸，一样起到休息作用。
医生点评	很多人退休后容易失眠，很重要的一个原因就是作息不规律，以为睡多点更健康。建议退休了也要坚持上班时的作息规律。其实，睡眠和吃饭一个道理，不是吃得越多越健康，适量才是最好。既往研究显示，睡眠时间过长，反而增加死亡风险。

八、失眠 30 年的钉子户

案例八	人物简介	男性，65 岁，小学学历，个体
	失眠病程	失眠 37 年
	严重程度	★★★★★

发病经过	28 岁时因为生意不顺利，开始出现失眠，主要是睡不着、多梦。晚上睡不好，白天就没有精神，经常赖在床上休息。30 岁时生意越来越好，挣钱越来越多，现在家产已经几千万，但睡眠一直没有好转。刚开始吃某种药物有效，但吃一段就没有效果了。
既往治疗	先后就诊过多家医院，吃了非常多的药物，几乎把所有镇静作用的精神类药物吃了一遍，如艾司唑仑、阿普唑仑、劳拉西泮、地西泮、氯硝西泮、米氮平、曲唑酮、喹硫平、奥氮平、氯氮平等。
案例特点	失眠病史很长，几乎用遍了所有安眠药。这样的患者一般来讲药物治疗效果不好，更多的应该是加强行为治疗和心理治疗。
疗愈经历	1. 行动改善：认识到白天过多卧床会导致失眠加重，严格执行“上、下、不、动、静”五字要诀。对正念呼吸感受很深，觉得一做就有困意。所以晚上睡前会常规做 45 分钟正念呼吸。同时白天也不卧床，把几十年的午睡习惯改掉了。

疗愈经历	2. 药物辅助：就诊时每晚服用氯硝西泮 4mg、奥氮平 5mg、米氮平 45mg。治疗的重点是在心理及行为治疗的帮助下逐渐减少助眠药物剂量。坚持执行“上、下、不、动、静”五字要诀 3 周后，睡眠就得到改善，之后就逐渐减少氯硝西泮，每次减少 0.5mg，约每周减少 1 次。大约用了 3 个月，氯硝西泮就慢慢减掉了。 3. 从“心”根治：让患者意识到失眠本身对健康没有多大影响，失眠时的烦躁才是伤害身体的罪魁祸首。睡不着时，如果能够起来做正念呼吸，让心专注在呼吸上，身心自然放松，反而可以睡着。睡眠是休息，正念呼吸也是休息，能睡就睡，睡不着就正念呼吸，不必纠结。
医生点评	正念一刻钟，不差于深睡 1 小时。正念呼吸时，注意力在呼吸上，没有杂念，更能让人得到休息。助眠药物也不是万能的，只有让心灵深深扎根在自然的土壤，才能获得源源不断的力量。

参考文献

- 陆林. 睡眠那些事儿. 北京：北京大学医学出版社，2017.
- 张斌. 中国失眠障碍诊断和治疗指南. 北京:人民卫生出版社， 2016.
- 赵忠新. 睡眠医学. 北京：人民卫生出版社，2016.
- Bastien CH, Vallières A, Morin CM. Validation of the Insomnia Severity Index as an outcome measure for insomnia research. Sleep Med, 2001, 2:297–307.
- Buysse DJ, Angst J, Gamma A, et al. Prevalence, course, and comorbidity of insomnia and depression in young adults. Sleep, 2008, 31:473–480.
- Kroenke K, Spitzer RL, Williams JBW. The PHQ-9:Validity of a Brief Depression Severity Measure. Journal of General Internal Medicine, 2001, 16(9):606–613.
- Morin CM. Insomnia:psychological assessment and management. New York:Guilford Press, 1993.
- Morin CM， Benca R. Chronic insomnia. Lancet, 2012, 379:1129–1141 .
- Morin CM, Belanger L, LeBlanc M, et al. The natural history of insomnia:a population-based 3-year longitudinal study. Arch Intern Med, 2009, 169:447–453.
- Morphy H, Dunn KM, Lewis M, et al. Epidemiology of insomnia:a longitudinal study in a UK population, Sleep, 2007, 30:274–280.
- Newman AB, Enright PL, Manolio TA, et al. Sleep disturbance, psychosocial correlates, and cardiovascular disease in 5201 older adults:the Cardiovascular Health Study. J Am Geriatr Soc, 1997, 45:1–7.
- O' Hare E, Flanagan D, Penzel T, et al. A comparison of radio-frequency biomotion sensors and actigraphy versus polysomnography for the assessment of sleep in normal subjects. Sleep Breath, 2015, 19:91–98.
- Ohayon MM. Epidemiology of insomnia:what we know and what we still need to learn. Sleep Med Rev, 2002, 6:97–111.
- Porsolt RD, Bertin A, Jalfre M. Behavioral despair in mice:a primary screening test for antidepressants. Arch. Int. Pharmacodyn. Ther, 1997, 229:327–336.
- Porsolt RD, Pichon ML, Jalfre M. Depression:a new animal model sensitive to antidepressant treatments. Nature, 1977, 266:730–732.

- Spielman AJ, Caruso LS, Glovinsky PB. A behavioral perspective on insomnia treatment. Psychiatr Clin North Am, 1987, 10:541–553.

- Sunderajan P, Gaynes BN, Wisniewski SR, et al. Insomnia in patients with depression:a STAR*D report. CNS Spectr, 2010, 15(6):394–404.

- Schutte RS, Broch L, Buysse D, et al. Clinical guideline for the evaluation and management of chronic insomnia in adults. J Clin Sleep Med, 2008, 4:487–504.

- Spitzer RL, Kroenke K, Williams JBW. Patient Health Questionnaire Study Group. Validity and utility of a self-report version of PRIME-MD:the PHQ Primary Care Study. JAMA, 1999, 282:1737–1744.

- Zuithoff NP, Vergouwe Y, King M, et al. The Patient Health Questionnaire-9 for detection of major depressive disorder in primary care:consequences of current thresholds in a crosssectional study. BMC Fam Pract, 2010, 11:98-104.

人物 / 药品 / 专有名词

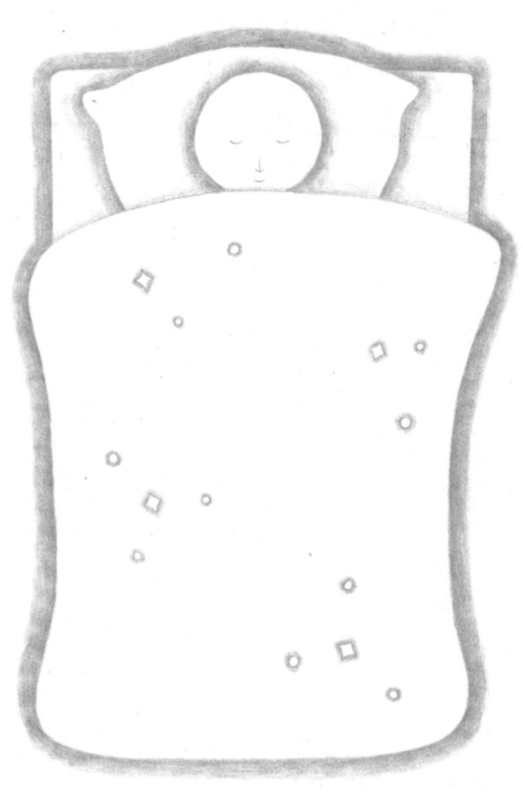

跋

睡眠自勉文

我们不再试图控制睡眠
明白睡眠不能被刻意改变
努力去除不良睡眠习惯
做到按时上下床
每日坚持运动与静心

失眠时烦躁让我们疲惫不堪
安住在当下是最好的滋养
放下对疗效的期待
只需做好“上、下、不、动、静”
让正念去关照我们的睡眠

停止抱怨，多找自己的缺点
知道宽恕是去痛片、助人是百乐源
我们与人相处就不再困难
不再纠结过去，不再恐惧明天
让生命之花在当下展现

致谢

感谢“活字文化”公司的董秀玉、汪家明、钟经武、

吴艳萍等老师以及青岛出版社对本书的推动、编辑和出版；

感谢王海鉴老师对全书文稿的整理；

感谢陈美莹老师对部分章节文稿的修订；

感谢田姗姗药师协助拍摄药物图片；

感谢我的同事们对我的关爱和帮助；

感谢我的广大患者，让我有了前进的动力，

使我体验到了助人的快乐；

最后，感谢我的家人对我的理解和支持！

记下你的梦

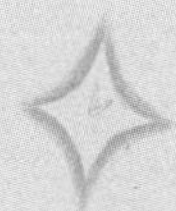

失眠不可怕，怕失眠才可怕

先睡心，后睡眼

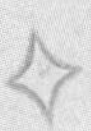

记下你的梦

记下你的梦

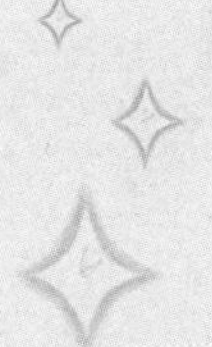